国家出版基金项目
NATIONAL PUBLICATION FOUNDATION

总策划　复旦大学医学科普研究所

总主编　樊　嘉　院士　董　健　所长

胃肠消化专家

聊健康热点

孙益红　周平红　沈锡中
（主　编）

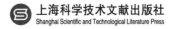

上海科学技术文献出版社
Shanghai Scientific and Technological Literature Press

图书在版编目（CIP）数据

胃肠消化专家聊健康热点 / 孙益红，周平红，沈锡中主编 . —上海：
上海科学技术文献出版社，2024
（医学专家聊健康热点（复旦大健康科普）丛书 / 樊嘉，董健主编）
ISBN 978-7-5439-9049-4

Ⅰ . ①胃… Ⅱ . ①孙…②周…③沈… Ⅲ . ①胃肠病—防治②
消化系统疾病—防治 Ⅳ . ① R57

中国国家版本馆 CIP 数据核字（2024）第 075631 号

书稿统筹：张　树
责任编辑：苏密娅
封面设计：留白文化

胃肠消化专家聊健康热点
WEICHANG XIAOHUA ZHUANJIA LIAO JIANKANG REDIAN
孙益红　周平红　沈锡中　主编
出版发行：上海科学技术文献出版社
地　　址：上海市淮海中路 1329 号 4 楼
邮政编码：200031
经　　销：全国新华书店
印　　刷：商务印书馆上海印刷有限公司
开　　本：720mm×1000mm　1/16
印　　张：19.25
字　　数：241 000
版　　次：2024 年 7 月第 1 版　2024 年 7 月第 1 次印刷
书　　号：ISBN 978-7-5439-9049-4
定　　价：78.00 元
http://www.sstlp.com

丛书编委员

总主编：樊　嘉（中国科学院院士、复旦大学附属中山医院院长）

董　健（复旦大学医学科普研究所所长、复旦大学附属中山医院骨科主任）

编委会委员（按照姓氏笔画排序）：

丁　红	丁小强	马晓生	王　艺	王小钦	王达辉	王春生
亓发芝	毛　颖	仓　静	任芸芸	华克勤	刘天舒	刘景芳
江孙芳	孙建琴	孙益红	李　娟	李小英	李益明	杨　震
吴　炅	吴　毅	余优成	汪　昕	沈锡中	宋元林	张　颖
陈　华	陈海泉	林　红	季建林	周　俭	周平红	周行涛
郑拥军	项蕾红	施国伟	姜　红	洪　维	顾建英	钱菊英
徐　虹	徐辉雄	高　键	郭剑明	阎作勤	梁晓华	程蕾蕾
虞　莹	臧荣余	漆祎鸣	谭黎杰			

本书编委会

主　编：孙益红　周平红　沈锡中

副主编：唐兆庆　胡健卫　姚群燕

编　者（按照姓氏笔画排序）：

王　剑	王思奇	王潇凡	孔铭佳	邓儒元	白恩诚	朱海蓉
刘　杰	刘　浩	刘天舒	刘志勇	刘庭玉	刘海宁	孙达龙
孙嘉磊	李　煜	李　鹤	李冬平	李舒宇	束　平	余湘南
邹燕婷	汪学非	沈月红	张　启	张广聪	张丹瑛	陆晶晶
陈　昊	陈　琦	陈方园	林霞晖	罗书能	周　达	周　怡
周　琦	胡健卫	施　璇	姚群燕	贺宏勇	骆菲菲	倪小红
高晓东	唐文清	维妮热	曾于珍	薛安慰	戴维奇	魏怡然

总序

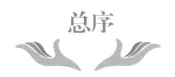

　　上海医学院创建于 1927 年，是中国人创办的第一所"国立"大学医学院，颜福庆出任首任院长。颜福庆院长是著名的公共卫生专家，还是中华医学会的创始人之一，他在《中华医学会宣言书》中指出，医学会的宗旨之一，就是"普及医学卫生"。上海医学院为中国医务界培养了一大批栋梁之材，1952 年更名为上海第一医学院。1956 年，国家评定了首批，也是唯一一批一级教授，上海第一医学院入选了 16 人，仅次于北京大学，在全国医学院校中也是绝无仅有。1985 年医学院更名为上海医科大学。2000 年，复旦大学与上海医科大学合并组建成复旦大学上海医学院。历史的变迁，没有阻断"上医"人"普及医学卫生"的理念和精神，各家附属医院身体力行，努力打造健康科普文化，形成了很多各具特色的科普品牌。

　　随着社会的发展，生活方式的改变，传统的医疗模式也逐渐向"防、治、养"模式转变。2016 年，习近平主席在全国卫生与健康大会上强调"要倡导健康文明的生活方式，树立大卫生、大健康的观念，把以治病为中心转变为以人民健康为中心"。自此，大健康的概念在中国普及。所谓"大健康"，就是围绕人的衣食住行、生老病死，对生命实施全程、全面、全要素的呵护，是既追求个体生理、身体健康，也追求心理、精神等各方面健康的过程。"大健康"比

"健康"的范畴更加广泛，更加强调全局性和全周期性，需要大众与医学工作者一起参与到自身的健康管理中来。党的二十大报告提出"加强国家科普能力建设"，推进"健康中国"建设，"把人民健康放在优先发展的战略地位"，而"健康中国"建设离不开全民健康素养的提升。《人民日报》发文指出，医生应把健康教育与治病救人摆在同样重要的位置。健康科普的必要性不言而喻，新时期的医生应该是"一岗双责"，一边做医疗业务，同时也要做健康教育，将正确的防病治病理念和健康教育传播给社会公众。

为此，2018年12月26日，国内首个医学科普研究所——复旦大学医学科普研究所在复旦大学附属中山医院成立。该研究所由国家科技进步二等奖获得者董健教授任所长，联合复旦大学各附属医院、基础医学院、公共卫生学院、新闻学院等搭建了我国医学科普的专业研究平台，整合医学、传媒等各界智慧与资源，进行医学科普创作、学术研究，并进行医学科普学术咨询和提交政策建议、制定相关行业规范，及时发布权威医学信息，打假网络医学健康"毒鸡汤"，改变网络上的医疗和健康信息鱼龙混杂让老百姓无所适从的状况，切实满足人民群众对医学健康知识的需求，这无疑是对"上医精神"的良好传承。

为了贯彻执行"大健康"理念和建设"健康中国"，由复旦大学医学科普研究所牵头发起，组织复旦大学上海医学院各大附属医院的专家按身体系统和"大专科"的分类编写了这套"医学专家聊健康热点（复旦大健康科普）丛书"，打破了以往按某一专科为核心的科普书籍编写模式。比如，将神经、心脏、胃肠消化、呼吸系统的科普内容整合，不再细分内外科，还增加了肿瘤防治、皮肤美容等时下大众关注的热门健康知识。本丛书共有18本分册，基本涵盖了衣食住行、生老病死等全生命周期健康科普知识，也关注心理和精神等方面的健康。每个分册的主编均为复旦大学各附属医院著名教授，都是各专业的领军人物，从而保证了内容的权威性和科学性。

丛书中每个小标题即是一个大众关心的医学话题或者小知识，这些内容精选于近年来在复旦大学医学科普研究所、各附属医院自媒体平台上发表的推文，标题和内容都经过反复斟酌讨论，力求简单易懂，兼具科学性和趣味性，希望能向大众传达全面、准确的健康科普知识，提高大众科学素养和健康水平，助力"健康中国"行动。

樊嘉

中国科学院院士

复旦大学附属中山医院院长

董健

复旦大学医学科普研究所所长

复旦大学附属中山医院骨科主任

前言

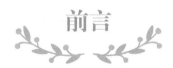

　　《胃肠消化专家聊健康热点》是一部由"医学专家聊健康热点（复旦大健康科普）"丛书编委会策划与出版的全面而科学的消化系统健康指南。本书以实用性和前沿性为显著特色，作者汇聚了复旦大学附属中山医院消化系统疾病治疗的权威专家，内容涵盖胃、肠病、肝胆等疾病以及这些疾病的最新诊疗技术等，致力于为读者提供一个权威可靠的健康信息平台。

　　在成书过程中，编委会经过严格的专家筛选，邀请了数十位在消化系统疾病领域有着深入研究和丰富临床经验的顶尖专家共同参与编写。这些专家不仅分享了他们在特定疾病诊疗中的宝贵经验，还介绍了最新科研成果，如胶囊内镜的最新应用、微创手术技术的发展等。书中每一章节均由这些专家亲笔撰写，结合实际案例分析，确保了信息的准确性和科学性，同时也保证了内容的易理解性。

　　本书的价值和意义在于它的全面性和科普性。不仅为医学专业人士提供了一个深入了解消化系统疾病的学术参考，也为广大非专业读者提供了一个关于消化健康的知识普及平台。读者可以通过本书了解到各类消化系统疾病的最新诊断技术、治疗方法以及预防措施，对于提高公众的健康意识、预防和控制消化系统疾病具有重要意义。

《胃肠消化专家聊健康热点》强调在日常生活中如何应用所学到的知识来预防和管理消化系统疾病，提高个人生活质量。书中不仅讲解了复杂的医学知识，还提供了大量的生活化应用建议，如饮食习惯的调整、生活方式的改变等，使读者在享受阅读的同时，学会如何在生活中实际应用这些知识。

通过阅读本书，读者将能够更好地了解自身的健康状况，认识到健康生活方式的重要性，并在面对健康问题时，能够做出更加科学和理智的决策。本书不仅旨在通过传播专业的医疗健康知识来提升公众的健康水平，更希望激发读者自我管理健康的能力，成为自己健康的第一责任人。

总之，《胃肠消化专家聊健康热点》是一本对于希望提高自身消化系统健康管理能力的普通读者，以及需要获取最新医疗信息的专业人士都具有极高价值的书籍。它不仅是一部医学科普书籍，更是一本指导实践、提高生活质量的实用手册。

孙益红

复旦大学附属中山医院副院长、普外科主任

周平红

复旦大学附属中山医院内镜中心主任

沈锡中

复旦大学附属中山医院消化科主任

2024 年 5 月

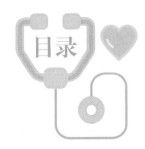

目录

检查热点问题

预防热点问题

治疗热点问题

饮食热点问题

处方笺

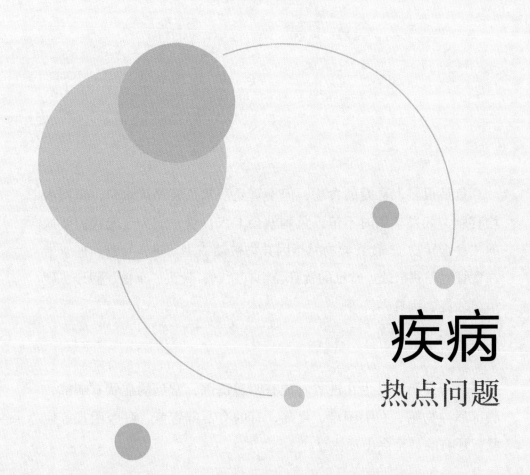

疾病
热点问题

医师：＿＿＿＿＿＿＿＿＿＿

临床名医的心血之作……

食管

吃东西卡住了，怎么办?

鱼是很多人喜爱的食物，但不管是淡水鱼还是咸水鱼，鱼肉内均有刺，如果享用时不慎，鱼刺就会卡入食管，成为今天我们要谈的"食管异物"。食管异物是指因异物被动或主动进入食管，通常卡在食管生理狭窄处。常见的食管异物有鱼刺、骨头、果核、假牙、硬币、牙签、玩具零件等。

食管异物，有什么症状?

食管异物常发生在进餐时或有明显诱因，常见的症状有咽部、胸部后异物感、吞咽困难、疼痛，有的有面部青紫、呼吸困难等症状，还有的甚至会出现休克。

食管异物有哪些危害?

异物容易卡在食管入口处和其他两处食管狭窄处，可造成这些部位的组织感染，如果异物穿透食管，可引起颈部和纵隔感染，危及呼吸系统，累及大血管可短时间内出现大出血，从而危及生命。异物残留引起这些严重的并发症时，不但会增加取异物的难度，而且在异物取出后，继发性大出血和术后感染风险也会明显增加。

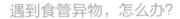

遇到食管异物，怎么办？

首先，保持镇静，控制恶心呕吐，停止进食和饮水，尽可能减缓食管蠕动程度，避免异物穿透食管。其次，禁止使用"吞饭团、吃香蕉、喝醋"等土方法，因为这些方法会使在咽喉的异物落入食管，加大取出异物的难度，并且可能损伤咽喉和食管。应在家人或朋友的陪同下，尽快去正规医院就诊。就诊时，患者应尽可能回想是何种异物，是否带有尖角，并且如实告知接诊医生，因为不同异物的处理方式是不同的。目前我国的消化内镜下取异物技术较为普及，尤其是在三甲医院，消化内镜术水平是值得每一位患者信任的，所以发生食管异物时，请务必相信正规医院。值得注意的是，因为异物可能对食管产生了损伤，所以在异物取出后，仍会有不适感。但随着伤口愈合，这些症状会自然消失。最后，异物取出后，在恢复期间，要保持冷流质饮食，避免食用粗糙、生硬、刺激性食物。

（余湘南）

喜好吃烫食的朋友看过来
——食管癌，你应当知道的那些事儿

什么是食管癌？

食管癌是一种非常常见的消化道恶性肿瘤，其发病率高居全部肿瘤疾病的第八位，其相关死亡率占肿瘤疾病的第六位。在我国，特别是位于太行山脉南部地区的河南省林州市（林县），山西省阳城县，河北省涉县、磁县，以及江苏、安徽、福建、陕西等地，是世界范围内的食管癌高发区。我国食管癌的发病率目前居世界第一位，发病人数占全世界总发病人数的60%。

食管癌是一种中老年常见病

食管癌的常见发病年龄大多在40岁以上，男性发病率高于女性。近年来该消化道肿瘤发病呈现出年轻化的趋势，70岁以后的发病率逐渐降低，另外，近年来研究发现，我国食管癌患者的平均死亡年龄为63.5岁，集中于55~75岁之间，由此可见，该疾病是一个典型的中老年常见病。

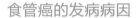

食管癌的发病病因

目前食管癌的致病原因尚未有定论，但是有大量研究已经表明，食管癌的发病与人们的饮食习惯、致癌物质接触、遗传及癌前病变等因素密切相关。

食管是食物经口腔进入的第一通道，食管壁由黏膜上皮层、黏膜下皮层和肌层组成。食物通过柔软富有弹性的食管肌肉收缩被推入胃内，在此过程中食管壁的黏膜上皮直接与食物接触，因而极易受到不良食物的多种刺激。不良的饮食习惯极易导致食管上皮恶性病变，如吃得过烫、过快，喜好喝烈性酒等。

（1）烫食：由于人的食道经常与食物摩擦，因此表面覆盖一层"耐磨"的鳞状上皮，但不"耐烫"，只能承受50℃~60℃的温度。一旦摄入超越60℃，甚至80℃~90℃的食物，那么不但会损伤口腔黏膜，看不见的食道黏膜也会被烫伤。若经常食用滚烫的火锅、麻辣烫等，就会反复损伤食管黏膜，如果黏膜损伤尚未修复又遭到破坏，导致黏膜长期处于修复状态，长此以往，就会诱发黏膜质的变化，以至癌变。

（2）进餐太快及饮酒：对食物不能进行充分的咀嚼，吞咽粗糙食物颗粒，极容易刮伤脆弱的食管黏膜上皮，使其破溃，引发急性炎症。如果长年累月地刺激，会引起食管黏膜的慢性创伤和炎症，最终可能导致食管癌的发生。另外，时常饮烈酒也是重要的危险因素，比如广西北海的食管癌患者大多特别爱喝酒，特别是渔民，一日三餐离不开酒，酒精对食管黏膜上皮日复一日的刺激使之最终发生恶变。

（3）致癌物质：腌制食品如咸肉、泡菜、咸鱼、虾酱等食物含有大量亚硝酸盐，亚硝酸盐进入体内，代谢的亚硝胺是一种公认的致癌物质，经常食用使食管癌和食管上皮重度增生患病率明显升高。

（4）遗传因素：食管癌发病人群的易感性还和遗传有关，家族聚集现象是其发病的一大特点，因此，食管癌的发生与个人体质和基因有关，高发区域连续三代或三代以上出现食管癌的患者家庭屡见不鲜。

（5）癌前病变等其他因素：包括巴雷特食管、食管溃疡、食管白斑及食管慢性炎症等是目前公认的食管癌癌前病变或疾病。

食管癌的预后及早期干预

目前，晚期食管癌预后较差，五年生存率仅 15% 左右。值得注意的是，早期食管癌预后良好，五年生存率可达 90% 以上。因此，早期发现食管癌意义重大。对于早期出现的噎食、堵塞感应该给予充分的重视。必要时可以通过内镜探查、食管造影等手段及早明确诊断。

（戴维奇）

"食管发霉了"怎么办?

医院里一位阿姨急匆匆地赶到诊室,焦急地说道:"医生我最近觉得反酸、恶心,吃东西时有异物感,就去查了胃镜,发现食管发霉了,我怎么会生这个病,严不严重,要怎么治疗啊?"

医生接过胃镜报告一看,原来是霉菌性食管炎。

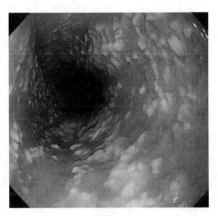

图1 食管炎示意

医生:"阿姨您先不要担心,这是霉菌性食管炎,是由真菌(主要是白念珠菌)感染了食管黏膜形成的。在免疫功能下降的人群中多见,您有没有长期口服激素、免疫抑制剂等药物,有没有长期口服抗生素、抑酸药?"

阿姨:"你说的这些药我都没吃过,我只吃控制血糖的药物。"

医生:"那您除了患有糖尿病之外,有没有患过结核、肿瘤等其他疾病,最近有没有做过手术,进行过化疗、放疗?"

阿姨:"都没有,我就是最近甜食吃得多,血糖控制得不好。"

医生:"这个疾病可能是您最近血糖控制不佳,高血糖及免疫力低下,促进霉菌增殖引起的。"

您不要过度担心,但您现在需要做到以下几点:

(1)营养均衡,进食易消化食物,避免粗糙、辛辣食物刺激。不吸烟饮酒。

(2)适度锻炼,提高免疫力,控制血糖。

(3)口服抗真菌药物治疗,长期口服可能会出现胃肠道不适及肝肾功能损伤,需按医嘱随访;可中药辅助治疗。

(4)随访胃镜,关注疗效。

霉菌性食管炎是怎么得的?

(1)白念珠菌是一种机会性致病菌,可以比喻成"会偷袭的真

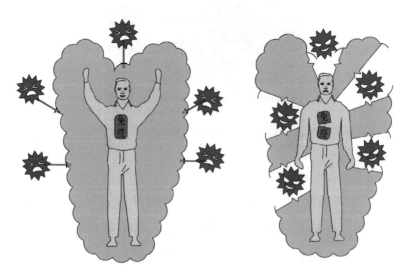

图2 人体的免疫防卫

菌"。在正常人体中，它不能突破人体的免疫防卫，可与人体和谐共处；但当免疫力下降或者人体与微生物之间的关系失衡时（包括长期口服激素、免疫抑制剂、抗生素、抑酸药；进行放疗、化疗等），它便有机会侵入肌体，引起疾病发生，包括霉菌性食管炎。

（2）霉菌性食管炎需要依靠胃镜检查诊断。一旦感染了，主要从以下两方面着手：一方面寻找致病原因，去除免疫抑制因素；另一方面增强自身抵抗力，并借助药物清除真菌。

（3）需要注意的是，该疾病容易复发，需要定期胃镜检查随访。

（王思奇）

胃肠

关于腹泻，你必须知道的四件事

有专家指出，感染新型冠状病毒有可能出现腹泻的症状，引发了很多人的关注。而饮食摄入不当有时也会导致腹泻，不免引起人们的疑惑，我是单纯吃坏了导致拉肚子，还是感染了病毒？当我们对腹泻有了一定的认识，很多问题就能迎刃而解了。

什么是腹泻？

（1）排便次数增多，超过平日正常频率，大于 3 次 / 天。

（2）排粪量增加，大于 200 克 / 天。

（3）粪质稀薄，含水量大于 85%。

另外，大便失禁所致不自主排便不被定义为腹泻。

腹泻有哪些病因？

生理状态下，肠道吸收了大部分经口摄入及胃肠道分泌的液体，9~10 升 / 天；当各种致病因素使这种吸收能力减少 1% 时，就可能导致腹泻。当肠腔有感染、含毒素等有害因素时，肠道通过分泌液体及增加动力排出有害因素。

常见病因有以下几点：

（1）感染：占急性腹泻的 80%。

（2）消化吸收不良。

（3）药物和毒素。

（4）变态反应、急性肠道缺血等。

（5）慢性腹泻：非感染性为主，可由肠源性毒素、肿瘤、手术、先天疾病等导致。

腹泻的具体表现有哪些？

不同原因导致的腹泻常有不同的具体表现，对症状的细致观察和总结有助于我们找到正确的病因。

（1）急性腹泻起病急骤，病程一般小于3周，每天排便次数可达10次以上。

（2）粪便量多而稀薄。

（3）排便时伴有腹鸣、肠绞痛或里急后重。

（4）肠道炎症引起的腹泻，粪便常含有渗出液和血液；肠道动力异常引起的腹泻，排便急，粪便稀烂或水样，不带渗出液和血液，往往伴有肠鸣音亢进或腹痛；消化吸收不良引起的腹泻，粪便奇臭，油脂状，易黏附于便器。

出现腹泻该如何处理？

充分掌握了自己病情之后，规范地处理对改善症状更有帮助。

（1）调整饮食：以清淡饮食为主，少吃油腻、刺激性强的食物。腹泻量较多者，应注意保持液体和营养的摄入，预防水、电解质、酸碱平衡紊乱和营养失衡。

（2）在未明确病因之前，要慎重使用止痛药和止泻药，以免掩盖真实病情，延误诊断。

（3）症状不能自行缓解或有加重的，应及时前往就医，通过常规化验和影像学的辅助检查开展治疗。

（王潇凡）

夏至未至，但胃肠型感冒已至

不知不觉又到了五月底，晚春的悄然离去伴随着盛夏将至，大家在辛勤工作的同时，又要开始经受炎炎夏日的考验。冷空调、冷饮等也赢得了大家的偏爱，但就在这一热一冷之间，胃肠型感冒便有了可乘之机。

患上胃肠型感冒后不仅有发热、咳嗽等症状，还会伴随腹痛和腹泻，经常让人苦不堪言。本文对胃肠型感冒的病因、症状、治疗方法进行介绍，并分析它与急性肠胃炎的区别。

胃肠型感冒的病因

胃肠型感冒是由腺病毒、杯状病毒、流感病毒、冠状病毒等通过呼吸道或者口的途径传播引起的病毒性感冒，有的时候也伴随一些细菌的混合感染。春夏交替之际，气温变化使得肌体免疫力下降，这个时候病毒就会趁机而入。而急性肠胃炎通常是由细菌感染引起，炎炎夏季大家更加偏爱生冷食物，生冷食物极易杀菌不彻底，使人更容易得急性肠胃炎。除小部分特殊病因外，上述两种疾病的主要病因分别是病毒感染和细菌感染，这也是区分二者的关键。

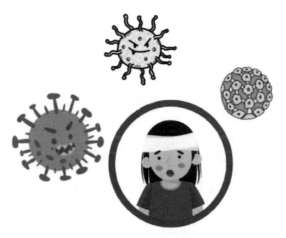

图 3　胃肠型感冒与急性肠胃炎

胃肠型感冒的症状

胃肠型感冒在初期主要以胃肠道症状为主，如食欲差、上腹部胀满、反酸等，还常伴有腹痛、腹泻，随后就会出现咳嗽、发热等感冒症状。而急性肠胃炎一般没有发热症状，恶心、呕吐、腹泻是主要症状，呕吐物经常会有刺激性气味。知道了这些，辨别两种病症就有了根据。

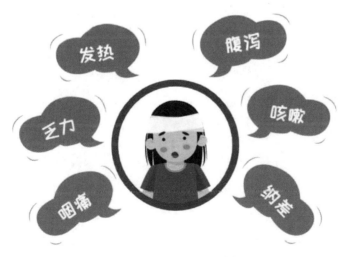

图 4　胃肠型感冒的症状

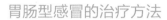

胃肠型感冒的治疗方法

为了确诊胃肠型感冒或者急性肠胃炎，要及时前往医院就诊，首先进行血常规和便常规检查，明确诊断。

对于胃肠型感冒，首先要注意补充水分，频繁腹泻会使人体大量水分和电解质流失，要及时补液。同时，在胃肠症状较为严重的时候，应选择静脉补充营养物质，尤其是体质较弱的人群，尽早补充营养是重中之重。

胃肠型感冒的治疗用药和普通感冒基本一致，发热时使用退烧药，呕吐可使用助消化类药物如多酶片等。与普通感冒不同的是，胃肠型感冒患者应慎用抗生素，抗生素使用不当会使得肠道菌群紊乱，加重胃肠症状，效果适得其反。所以在不能确定是胃肠型感冒或者急性肠胃炎时，应先明确病因，再酌情用药，抗生素的选用应持谨慎态度。而腹泻可选用可以保护肠黏膜的吸附性止泻药，如蒙脱石颗粒等。

（李煜）

频繁反酸，胃灼热，幕后黑手竟是它

　　小张是一名都市白领，每天下午喜欢点一杯咖啡，开启自己优雅而高效的工作模式。最近，她时常感到胸口后面有烧灼感，时不时会反酸、嗳气。夜里平躺下来，反酸的程度更加严重。有时候因为咽喉不适咳嗽几下，却呕吐出一些食物残渣。她怀疑自己肠胃出了毛病，周末约了老同学一起去医院看病。经过一番问诊和检查，消化科的医生告诉她，她得了胃食管反流病。

　　那么什么是胃食管反流病呢？要知道，正常人的胃和食管之间有一个阀门。这个阀门由食管括约肌、膈肌及附近的肌肉韧带组成，主要起到单向开关的作用，阻止夹杂着胃酸的胃内容物反流到食管中。而当一些外因导致阀门松动，屏障被破坏，就会发生反流进而引起相应症状。导致阀门松动的外因，包括食物（巧克力、脂肪）、药物、腹压增加（妊娠、肥胖）、手术、先天因素等。

　　胃食管反流病的临床表现，包括胃灼热和反酸。胃灼热通常定义为一种胸骨后和剑突下的烧灼性不适，多在餐后 1 小时出现，平卧、弯腰或腹压增高时易发生，如果反流入口腔的胃内容物呈酸性则称为反酸，反酸常伴胃灼热，是本病最常见的症状。有严重食管炎或食管溃疡时可出现吞咽疼痛，这是由酸性反流物刺激食管上皮下的感觉神经末梢所引起。由于食管痉挛或功能紊乱，部分患者又可发生吞咽困难。此外反流物刺激咽部黏膜可引起咽喉炎，出现声嘶、咽部不适或异物感。

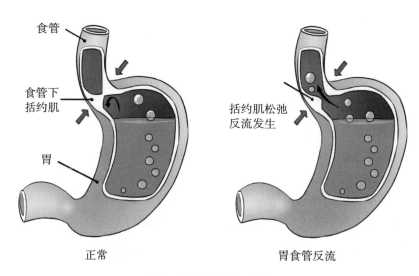

食管
食管下
括约肌
胃
括约肌松弛
反流发生

正常   胃食管反流

图 5　胃食管反流示意图

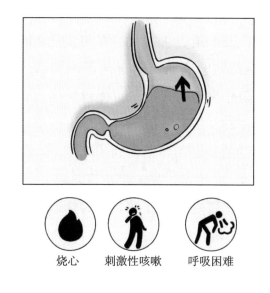

烧心　刺激性咳嗽　呼吸困难

图 6　胃食管反流症状

　　对于有典型反酸、胃灼热的患者，医生试验性使用质子泵抑制剂（如奥美拉唑），若症状明显缓解，则可初步诊断为胃食管反流病。结合胃镜检查可进一步确证。

　　这个疾病的治疗主要分三步走。第一，药物治疗。主要有促进胃肠道动力的药物，比如莫沙必利、伊托必利等，还可以加用质子泵抑制剂或胃黏膜保护剂，如奥美拉唑、法莫替丁等。这些药物能够有效减少胃酸的分泌，减轻胃食管反流的症状。 第二，改善生活方式。得了胃食管反流病，饮食和生活习惯也要调整，避免暴饮暴食，避免食用不易消化的食物及刺激性食物，避免喝浓茶及咖啡，避免食用高热量的食物。最后，对于长期服药无效或需终身服药者，以及不能耐受或需反复扩张者，必要时行手术治疗。

　　胃食管反流是消化科常见的一种疾病，如果有出现反酸、胃灼热等症状，需要及时就诊，以便早发现，早治疗，调整生活习惯，尽早康复。

（白恩诚）

胆汁反流性胃炎五问

什么是胆汁反流性胃炎?

胆汁反流性胃炎是指胆汁等内容物自十二指肠反流入胃,导致胃黏膜的慢性炎症、糜烂甚至溃疡等,又称为碱性反流性胃炎、十二指肠－胃反流等。胆汁的主要成分胆汁酸可以破坏胃黏膜屏障,削弱胃黏膜的多种保护机制,并促进胃酸和幽门螺杆菌对胃黏膜的损伤。

为什么会得胆汁反流性胃炎?

各种引起胃肠蠕动功能紊乱的因素均可引起十二指肠胃反流,包括胃肠疾病(如胃肠道功能失调、胃十二指肠溃疡、胃排空延迟等)、胆胰疾病(如胆囊炎、胆石症等)、一些全身性疾病如糖尿病、长期服用某些药物等。胃十二指肠手术后幽门被切除,丧失了阻止胆汁反流的结构,也很容易发生胆汁反流。此外,吸烟、酗酒、饮食不规律等不良生活习惯,焦虑、抑郁等精神心理因素以及肥胖等也会诱发或加重胆汁反流。

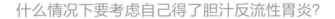

什么情况下要考虑自己得了胆汁反流性胃炎？

胆汁反流性胃炎通常会出现消化不良的一系列症状，如上腹不适、腹胀、恶心、呕吐（可见胆汁）、反酸、嗳气、胃灼热、食欲减退等。严重者还会出现消化道出血的症状，如呕血、黑便、粪隐血阳性等。当消化不良频繁出现且不能缓解，或出现消化道出血时，应及时就诊。就诊时最重要的是完善胃镜检查，胃镜下除了慢性胃炎的表现外，还可在胃底见到黄绿色的胆汁状液体，甚至可见到胆汁反流入胃的直接表现。

如何治疗胆汁反流性胃炎？

病情较轻的患者通过药物和改善生活习惯等就能明显好转，常用药物主要有以下几种。

（1）胃黏膜保护剂：在胃黏膜表面形成一层保护膜，抵御胆汁对胃黏膜的损害，促进胃黏膜的修复。如枸橼酸铋钾、硫糖铝、铝碳酸镁、瑞巴派特、吉法酯等。

（2）促胃肠动力药：促进胃肠道蠕动、减少反流，如多潘立酮、莫沙必利、伊托必利等。

（3）抑酸剂：抑制胃酸分泌，减轻胆汁对胃黏膜的损伤。如奥美拉唑、泮托拉唑、雷贝拉唑、埃索美拉唑、法莫替丁、雷尼替丁等。

（4）结合、调节胆汁药物：如消胆胺、熊去氧胆酸。

（5）调节情绪药物：小剂量黛力新具有抗焦虑及抑郁的作用。

（6）抗幽门螺杆菌治疗：合并幽门螺杆菌阳性的患者，应杀菌治疗。

值得注意的是，中和胃酸的碱性药物对本病并无帮助，反而会加重病情。病情较重或药物效果不佳可以考虑手术治疗。

如何预防及避免复发？

胆汁反流性胃炎容易复发，很难彻底治愈。调整不良日常习惯可以避免抑制胃肠运动和刺激胃酸分泌等。

（1）饮食习惯：细嚼慢咽，清淡饮食，避免油腻、暴饮暴食，避免过冷过热、酸辣、刺激、坚硬粗糙的食物。慎用延缓胃排空或引起括约肌张力降低的食物或药物，如浓茶、咖啡、巧克力等食物饮品，及硝酸甘油、吗啡、阿托品、硝苯地平等药物。慎用阿司匹林、吲哚美辛等对胃黏膜有刺激的药物。

（2）生活习惯：作息规律，充足睡眠；戒烟限酒；心情舒畅，避免焦虑、抑郁情绪；控制体重，适当运动；避免饭后久坐。

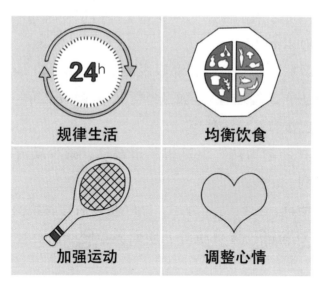

图7　预防及避免复发胆汁反流性胃炎的方法

（魏怡然）

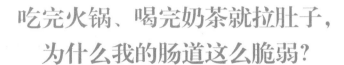

吃完火锅、喝完奶茶就拉肚子，
为什么我的肠道这么脆弱？

相信我们身边肯定有不少这样的朋友，吃完火锅、冰激凌，甚至喝杯奶茶、咖啡都会感觉到肚子难受，想拉肚子，从厕所出来之后又好像什么事都没有发生过一样。去医院检查胃肠镜也没有发现溃疡和息肉，这样脆弱的肠道真的没有问题吗？

什么是肠易激综合征？

肠易激综合征（Irritable Bowel Syndrome, IBS）是一种功能性肠病，表现为反复发作的腹痛，与排便相关或伴随排便习惯的改变。根据患者排便异常时的粪便性状，可分为腹泻型肠易激综合征（IBS-D）、便秘型肠易激综合征（IBS-C）、混合型肠易激综合征（IBS-M）和未定型肠易激综合征（IBS-U）4种亚型，其中腹泻型最为常见。

肠易激综合征的病因有哪些？

腹泻型肠易激综合征缺乏可解释症状的病理学改变和生化异常，是一类由心理、生理、病理等多种因素相互作用形成的典型身心疾病。

（1）内脏敏感性增高：简单说就是 IBS 患者肠道对各种刺激更敏感，这也是为什么会经常发生腹痛的原因。

（2）脑－肠轴调节异常：心理应激事件、焦虑抑郁情绪，可影响胃肠道异常感觉、运动。

（3）胃肠道动力异常：腹泻型肠易激综合征主要表现为胃排空时间延长、小肠收缩幅度及速度降低、静息状态下肛门直肠顺应性降低。

（4）肠道低度炎症：细菌、病毒感染等诱发因素可使肠黏膜肥大，细胞或其他免疫细胞释放炎症细胞因了，引起肠黏膜的屏障功能障碍，进而导致肠道功能紊乱。

（5）肠道菌群紊乱：肠道中的有害菌增多，有益菌减少，具体表现为肠杆菌数量增加，双歧杆菌、乳杆菌与类杆菌数量减低。

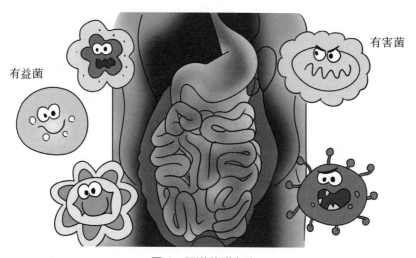

图 8　肠道菌群紊乱

（6）精神心理因素：患者精神症状表现越显著，其肠道症状发生频率越高，程度越严重。

（刘志勇）

胃肠不舒服，但检查都正常是怎么回事？

在门诊工作中，遇见很多患者自述自己胃肠不好，常有胃痛、胃胀、腹部不适、便秘、腹泻等症状，经过一番抽血、呼气、胃肠镜等的检查后，结果一切正常。那么这到底是为什么呢？

答案：您可能患有功能性胃肠病。

什么是功能性胃肠病？

功能性胃肠病是生理、精神心理和社会因素相互作用而产生的消化系统疾病，以慢性持续性或复发性的胃肠道综合征为主要表现，而临床上缺乏可解释的病理解剖学或生物化学异常。患者常出现食欲不振、早饱、腹痛、恶心、呕吐、腹胀、腹泻、便秘等症状。

情绪与胃肠功能的"相爱相杀"

研究显示功能性胃肠病主要与脑-肠轴调节障碍密切相关。脑-肠轴是由神经内分泌和免疫因子介导的，受心理社会因素调整的胃肠道和脑之间的一个双相整合系统。外源性（景象、气味等）或内感性（情绪和思维）信息通过高级中枢传出的神经冲动，可以影响胃肠感觉、运动、分泌和炎症；相反，内脏效应（伤害感受等）又可影响中枢痛觉、情绪和行为。

因此，应激、神经过敏症等不良心理因素可引起迷走紧张抑制，导致胃容受性受损，从而产生胃肠不适如上腹疼痛、饱胀感、嗳气等；而大脑中掌管情绪的脑区异常兴奋会通过影响内脏疼痛感知和反应敏感度，使胃肠不适的感觉被放大，即出现所谓内脏高敏感现象，进而形成恶性循环。

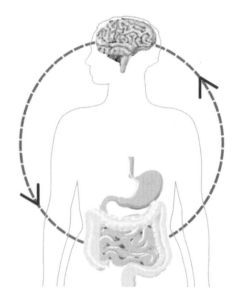

图9　情绪与胃肠功能相互影响

负面情绪不可有

心理应激可以引起患者胃肠动力异常。其中压抑性情绪，如焦虑、抑郁和恐惧等情感常导致胃肠道动力低下，这类患者的胃肠道反应表现为食欲不振、嗳气、打嗝、早饱、饱胀等。而较为亢奋的情绪如愤怒、厌恶则可导致胃肠高动力反应。这类情绪活动容易引起胃酸分泌增加，胃肠蠕动增加，但不协调。容易造成胃食管反流、胃炎，甚至消化性溃疡。

此外，精神心理因素不仅影响胃肠生理出现消化系统症状，还可影响患者对疾病的体验、就医行为、治疗方案的选择和预后。心理状况的改善与胃肠道症状的缓解密切相关。

因此，正确理解并加强认识精神心理因素的作用，有助于改善功能性胃肠病。用乐观的心态面对每一天，这种不花钱就能治病的方法你可一定要试试哦！

（李冬平）

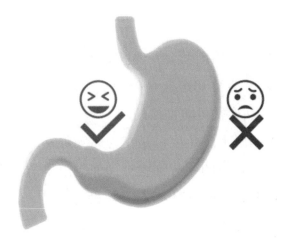

图 10　保持乐观心态有助于改善功能性胃肠病

癌前病变不可怕！肠化生的介绍和防治

　　做过胃镜的患者，有时候会发现胃镜报告上写了"肠上皮化生"，稍有了解的患者可能会知道这是癌前病变的一种，但大家不用闻"癌"色变，癌前病变是可防可控的。

　　肠化生一般指肠上皮化生，是指胃黏膜腺上皮细胞被肠型腺上皮细胞所代替，即胃里的原有细胞被类似肠道里的细胞所替代，属于慢性萎缩性胃炎的一种病理表现。

　　目前胃癌发生的主要模式是：正常胃黏膜→非萎缩性胃炎→慢性萎缩性胃炎→肠上皮化生→不典型增生→胃癌。

　　肠化生与不典型增生都属于癌前病变，但并不是说癌前病变一定会发展成为癌症。

　　国外的一项研究显示，在确诊后的 5 年时间内，萎缩性胃炎发展成胃癌的概率为 0.1%，肠化生发展为胃癌的概率为 0.25%，轻到中度不典型增生为 0.6%，重度不典型增生为 6%。

　　2011 年一项基于上海市居民的调查发现，有 63.8% 的居民患有慢性萎缩性胃炎，并且在慢性萎缩性胃炎患者中，有约 80% 的患者合并了幽门螺杆菌感染。多数慢性胃炎患者没有明显的症状，主要的病因为幽门螺杆菌的感染。

对患者而言，不能因为进展为胃癌的概率低就抱有侥幸心理，虽不必过度担心害怕，但也不能掉以轻心，需要在生活习惯上更加注意，必要时及时到医院就诊。

慢性萎缩性胃炎患者需要预防疾病发展到肠上皮化生，已经出现肠上皮化生的患者需要防止肠上皮化生的进展。如果合并了幽门螺杆菌感染，根除幽门螺杆菌不仅能治疗慢性萎缩性胃炎，还能预防肠化生的发生发展。没有症状、没有幽门螺杆菌感染的慢性胃炎则不需要治疗。

饮食上需要注意戒烟戒酒，酒精和烟都会伤害胃黏膜；此外，还需要多食用新鲜蔬菜水果，尽量少食用腌制食物、熏肉、腊肉等。新鲜的蔬菜水果有抗氧化作用，能一定程度逆转肠上皮化生，还能减少腌制食物中亚硝胺的毒性。富含抗氧化物的水果与蔬菜包括：苹果、香蕉、草莓、甜椒、胡萝卜、西红柿以及绿叶蔬菜等。其中甜椒是富含抗氧化物最多的食物。除了生活习惯上的改变，定期到医院随访也同样重要。建议慢性萎缩性胃炎患者或肠化生患者每3年做1次胃镜检查。如果是中度或者重度肠化生患者，亲属中有患胃癌者或吸烟患者，则建议每1年做1次胃镜检查。如果已经进展为重度不典型增生或者早期胃癌，应及时行内镜下治疗或外科手术。

总结：

1.肠上皮化生属于慢性胃炎里的一种病变；

2.不是癌症，但有发展成癌症的可能，不必过分担心，也不能掉以轻心；

3.根治幽门螺杆菌，注意饮食，戒烟酒能够防治胃炎和肠上皮化生；

4.定期到医院做胃镜检查同样重要。

（罗书能）

得了慢性萎缩性胃炎，生活中要注意些什么？

随着现代社会生活节奏的加快，持续的高压、频繁的应酬和不规律的作息导致了许多消化系统疾病的发生，其中慢性萎缩性胃炎是"常客"。对于慢性萎缩性胃炎患者，生活中要注意些什么呢？

慢性胃炎可根据不同的分类标准而具有不同的名称，如是否具有幽门螺杆菌感染，可划分为幽门螺杆菌胃炎和非幽门螺杆菌胃炎。而根据内镜和病理诊断结果则可将慢性胃炎分为萎缩性和非萎缩性两大类。慢性萎缩性胃炎患者无特异性临床表现，多数无明显症状，有症状者主要表现为上腹痛、嗳气、腹胀等消化不良表现。

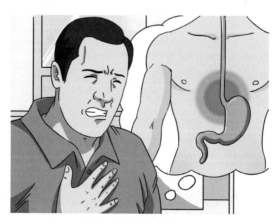

图 11　慢性萎缩性胃炎

有学者认为慢性萎缩性胃炎属于"半生理"现象，其发病率随年龄增长而增高，这可能是由于胃黏膜萎缩的实质是一种退行性病变。但由于该病与胃癌的发生具有相关性，因此在日常生活加强对该病的预防管理具有重要意义。

患有慢性萎缩性胃炎，生活中需要注意些什么呢？

（1）避免暴饮暴食，避免长期大量饮酒、吸烟，少吃辛辣刺激食物。这是因为这些饮食习惯都不可避免地对胃黏膜造成损伤，长此以往则加重胃固有腺体的萎缩。而多食用新鲜果蔬则有利于延缓该病进展，这是因为新鲜果蔬中的某些维生素（如 B_{12}、叶酸）、胡萝卜素、微量元素等物质能够支持损伤的胃黏膜及时进行修复。

（2）保持积极乐观的心理状态，生活规律，保证充足的睡眠。这一点对于预防其他疾病也是适用的，一张一弛方是持久之道。

（3）避免幽门螺杆菌感染，幽门螺杆菌是慢性萎缩性胃炎的重要病因。该菌主要通过人与人密切接触的口—口或粪—口传播，因此提倡公筷及分餐制，减少幽门螺杆菌感染的机会。

慢性萎缩性胃炎患者应该进行哪些检查项目呢？

（1）幽门螺杆菌检测：幽门螺杆菌感染是慢性胃炎的最重要病因，也是对慢性萎缩性胃炎患者的常规检测。目前广泛应用的是非侵入性的碳同位素呼气试验。幽门螺杆菌阳性的患者建议及时治疗根除。

（2）内镜和组织病理学检查：对于慢性萎缩性胃炎患者，尤其是伴有中重度肠化生或上皮内癌变，应定期行内镜和组织病理学检查。对于上皮内癌变的患者，更是要定期随访胃镜，对于恶变的病灶要及时治疗。

以上便是关于慢性萎缩性胃炎的几点小知识。如果你哪天检查出该病，也不必过于担忧，实际上，经治疗后大多数患者症状都会减轻。健康的饮食习惯和生活方式至关重要，这也是避免此病进展为胃癌的重要途径。

（张广聪）

饿了就痛，吃过就好，到底是什么原因？

小王是一个上班族，因为经常需要赶工，他总是顾不上吃晚饭，平常也不太注意身体，和同事们深夜吃烧烤、火锅是常有的事。因此他时不时会犯"胃病"，每次饿过头了，上腹部会出现烧灼痛，捂着肚子大汗淋漓，吃了东西才会缓解。这两天病情加重，小王来医院检查，做了胃镜发现自己得了十二指肠溃疡。

对于十二指肠溃疡，很多朋友是比较陌生的。下面我们就来聊聊，什么是十二指肠溃疡，得了这个病应该怎么治疗？

十二指肠是连接胃和小肠的一段消化道脏器，因为长度相当于十二个横指并列的宽度而得名。在十二指肠表面有一些黏膜成分的防御屏障，可以抵御胃酸和胃蛋白酶的侵蚀。当饮食不规律等外因，导致胃酸分泌增多，胃蛋白酶活性增强，超过了屏障的保护水平，十二指肠黏膜就被破坏，从而导致溃疡。十二指肠溃疡多见于青壮年，多以上腹痛或不适为主要症状，疼痛表现为慢性过程，周期性发作，饥饿时加重，进食后缓解。胃镜及黏膜活检，是确诊消化性溃疡的首选方法。此外检测幽门螺杆菌的碳同位素吹气实验，有助于明确病因。

如果真的得了消化性溃疡，也不用太担心，只要继续寻求治疗，基本可以治愈，具体措施如下。

（1）抗酸治疗。最常用的抑制胃酸分泌药物是质子泵抑制剂（PPI），比较有代表性的是奥美拉唑、泮托拉唑等药物。服药疗程为4~6周，愈合率可达90%

（2）根除幽门螺杆菌。由于幽门螺杆菌（HP）感染是十二指肠溃疡的重要病因，对于HP阳性的溃疡患者，根据《第五次全国幽门螺杆菌处理共识报告》推荐，目前最常用的治疗方法是三联疗法和四联疗法。三联疗法由标准的质子泵抑制剂+2种抗生素（如克拉霉素和阿莫西林），四联疗法则在此基础上加铋剂，疗程1~2周。治疗基本原则为按时服药、足量、足疗程。

（3）患者教育。当然患者自身也有很多地方需要注意。通过建立规律的作息，养成定时进餐的习惯，有助于保护消化道黏膜。同时，保持心情愉悦，减轻精神压力，避免食用辛辣刺激的食物，减少咖啡、浓茶的摄入，这些都能帮助患者积极恢复。

（白恩诚）

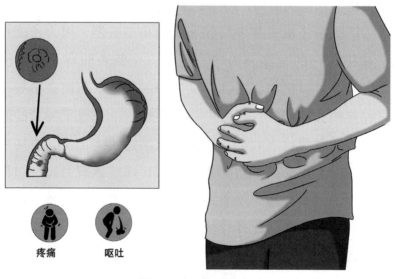

图 12　十二指肠溃疡

腹痛腹泻反反复复，小心炎症性肠病

孙女士 2 个月前出现腹痛、腹泻，以为是急性胃肠炎，没有重视，结果多日未见好转，病情开始加重甚至出现了便血，她立即住院做了肠镜检查，医生考虑孙女士可能患有溃疡性结肠炎。治疗初期予以美沙拉秦抗炎、山莨菪碱止痛等对症治疗，症状未见明显改善，因此开始使用甲强龙激素治疗，治疗后症状部分缓解，激素维持治疗 10 天后，仍有便血，并且出现贫血、胸水等多种并发症，甚至一度下了病危通知。

一个常见的肚子痛、拉肚子，怎么会闹到这么严重的程度呢？

炎症性肠病到底是一个什么疾病呢？

炎症性肠病（IBD）包括溃疡性结肠炎（UC）和克罗恩病（CD），其病因和发病机制尚不明确，可能与多种因素有关，包括遗传、肠上皮细胞屏障功能缺陷、免疫反应调节异常。同时还与环境因素、饮食、药物、肠道菌群、心理等有关。

随着双气囊小肠镜、胶囊内镜、胃肠镜等检查技术在我国的推广，IBD 在我国的检出率逐年升高。

出现什么症状需要警惕炎症性肠病呢？

溃疡性结肠炎（UC）病变主要累及肠黏膜及黏膜下层，临床表现以腹痛、腹泻及黏液脓血便为主，还可有发热及营养不良等，此外可伴有外周关节炎、结节性红斑、坏疽性脓皮病、巩膜外层炎、前葡萄膜炎、口腔复发性溃疡及强直性脊柱炎等肠外表现。

克罗恩病（CD）病变则累及肠壁全层，多见于末端回肠及邻近结肠，但可累及全消化道，临床以腹痛、腹泻、体重下降、瘘管形成和肠梗阻为特点，可伴有发热等全身表现，其肠外表现与 UC 相似。

当出现持续或反复发作的腹泻、黏液脓血便、腹痛、里急后重、腹胀、食欲不振、恶心、呕吐、发热、营养不良、关节痛、口腔溃疡等症状时需要提高警惕。但这些症状并非 IBD 所独有的，应该及时就医，需做内窥镜、病理、腹部 CT/MR、血液的检查来综合判断。

炎症性肠病该如何治疗呢？

治疗以控制炎症反应为主，包括 5- 氨基水杨酸、糖皮质激素、免疫抑制剂、生物制剂等，同时予纠正电解质紊乱等对症治疗。

此外，充分休息，调节情绪，少渣饮食，避免感染，按医嘱服药、定期随访，不擅自停药等也是必不可少的。若内科治疗效果不佳，需外科手术治疗。

（孔铭佳　周琦　曾于珍　刘杰）

大肠息肉到底要不要紧?

大肠息肉是什么?

大肠息肉是肠黏膜表面凸向肠腔的隆起物。男性发病率高于女性,其检出率随着年龄的增加而升高。大肠息肉的发生与高龄、男性、基因遗传、家族史、超重、高脂血症、合并糖尿病等内在因素以及高脂肪、高蛋白、低纤维素饮食和吸烟、饮酒等外在因素有关。在肠镜下可看到息肉大小、形态不等,可分布于肠道的某一段,亦可累及全肠道。可单个或分散分布,也可多个聚集。通常无症状,少数有腹痛、腹胀、腹泻、便血等,息肉过大可导致肠梗阻。

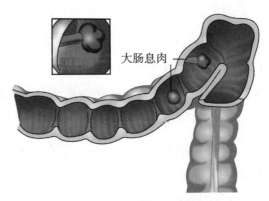

图 13 大肠息肉示意图

大肠息肉的分类与演变

大肠息肉分为肿瘤性和非肿瘤性。肿瘤性息肉主要包括腺瘤性息肉，具有癌变倾向，癌变风险与息肉大小、组织学类型和不典型增生程度有关。非肿瘤性息肉主要包括正常黏膜对外界刺激反应产生的增生性息肉、由炎症引起的炎性息肉和错构瘤等，通常无癌变倾向。80%~95% 的大肠癌是由息肉逐渐演变而来：历经过度增生、小息肉、大息肉、重度不典型增生到原位癌、浸润性癌，过程时长不一，个体差异较大，平均需要 10~15 年。目前肠镜检查是发现大肠息肉最有效的手段，检查中会采集息肉组织进行病理学检测，以明确息肉的良恶性，决定后续治疗方式和随访时间。

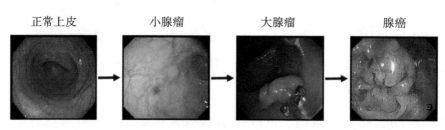

正常上皮　　　　小腺瘤　　　　大腺瘤　　　　腺癌

图 14　正常上皮—腺瘤—腺癌的演变过程

如何对待大肠息肉?

尽管大肠癌多由腺瘤逐渐演变而来，但并非所有大肠腺瘤都会癌变。对于肿瘤性息肉，尤其是恶性程度较高的肿瘤性息肉，建议尽早行内镜下切除。肠镜下治疗大肠息肉有多种方法，如冷活检钳钳除术、冷内镜黏膜切除术、冷圈套器息肉切除术、高频电凝电切术、氩离子凝固术等。可根据息肉大小、形态、位置、数目、有无蒂、隆起高度、基底宽度等选择不同的治疗方法。即便切除了息肉，仍有复发的可能，同时受肠道准备情况、大肠生理结构及医师经验手法等限制，大肠息肉漏诊率较高，所以息肉切除后仍需定期复查，尤其是息肉较多、较大、恶性程度较高者。对于非肿瘤性息肉，如较小且无症状，建议定期随访。

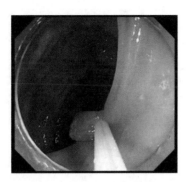

图 15　肠镜下息肉摘除

如何预防大肠息肉？

首先，改良生活方式对于预防大肠息肉尤为重要，不仅能改善局部不良环境的刺激，同时也为防止复发提供了良好的基础。注意清洁卫生和饮食安全，饮食清淡少油腻，多吃高纤维蔬菜、水果和粗谷物，保持大便通畅。避免久坐，适当运动，限制体重，戒烟限酒。其次，积极防治肠道炎症性疾病、慢性腹泻或便秘等。有肿瘤性息肉家族史者需要加强随访，提高警惕，早发现早治疗。

（唐文清　孙达龙）

肠镜检查结果提示结肠黑变病是咋回事？

很多人平时每当便秘时，就服用番泻叶、大黄，最终行结肠镜检查，发现患有结肠黑变病，为此焦虑不安。那么，结肠黑变病是什么疾病呢？又该怎样预防呢？

结肠黑变病是一种非炎症性、良性、可逆性的色素沉着性疾病，肠镜结果通常呈虎皮花斑样、斑片状或黑褐色改变，随着人们健康意识的增强及电子结肠镜技术的普及及开展，该疾病发病率呈逐年升高趋势。有研究表明，结肠黑变病与长期便秘及应用蒽醌类泻药有关，比如番泻叶、芦荟、大黄、肠清茶等。因个体差异，有些人最短 1 个月可诱发该疾病，一般在 5 月内发生，停用泻药较短的可在 6~12 月后逆转。

结肠黑变病最常见的合并疾病是结肠息肉，尤其以腺瘤性息肉为主，检出率为 28.3%。合并肠道疾病中，还有结肠癌、炎症性肠病、结直肠炎等。因此我们还是需要重视该类疾病的发生。

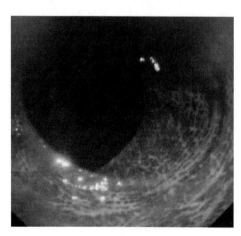

图 16 结肠黑变病

所以，对于有便秘的患者，应立即停用该类泻药，养成定时排便习惯，多运动，多喝水，合理改善饮食结构（增加膳食粗纤维饮食），必要时家用促肠道动力药、益生菌等，也可合理使用油性泻药。

（刘庭玉）

有点惹人嫌的痔疮

我是人体最为常见的肛肠疾病之一——痔疮，是由于人体肛管或直肠下端的静脉丛内静脉压力升高，使得静脉充血水肿、静脉壁变薄或瘀血而引起的。我会让患者每次排便时出血，疼痛难忍，所以非常惹人嫌弃。

我在临床上被医生分为3种类型：分别是内痔、外痔、混合痔。内痔就是在齿状线以上，在直肠的下端，一般不轻易露出肛门。外痔是在齿状线以下，就是在肛管内，常常在肛门口可以摸到肉赘样的我，患者会有肛周疼痛、异物感及肿胀感等不适。外痔一般还分为静脉曲张型外痔、炎性外痔、结缔组织外痔和血栓外痔等。混合痔是指内痔和外痔通过静脉相互融合而形成的痔疮。而我在临床上按严重程度，被分成以下四度。

Ⅰ度就是内痔会在排便后出血。

Ⅱ度就是内痔在排便之后脱出，但是能自行回去。

Ⅲ度则是内痔在排便之后脱出无法自行回去。

Ⅳ度是内痔同时还伴有静脉曲张型的外痔。

我发生的原因很多，大致可以分为以下几个原因。

（1）长期从事办公室工作的人群：由于这类人群长时间坐在办

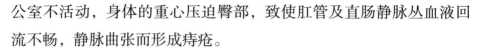

公室不活动，身体的重心压迫臀部，致使肛管及直肠静脉丛血液回流不畅，静脉曲张而形成痔疮。

（2）长期大便干结、排便困难及如厕时间过久的人群：经常偏食辛辣油腻食物，而不喜爱蔬菜水果、很少摄入含纤维食物而且喝水较少的人，容易造成大便干结、便秘等从而引发痔疮的发生。

（3）生育妇女：因为受孕和生产，女性肛管及直肠下端压力增大，特别是女性生产时，压力剧增，都可引起痔疮的发生。

（4）从事重体力劳动的人群：由于工作时经常需要用力，会导致盆腔充血、会阴的下垂而使黏膜脱垂引发痔疮。

（5）长期熬夜、工作压力大的人群：痔疮也比较容易缠上他们。

痔疮的预防

养成良好的饮食习惯，多吃瓜果蔬菜、粗粮及增加粗纤维食物，养成良好的液体摄入习惯，保持大便的通畅与湿润，痔疮就很难发生。

应该尽量避免长时间坐、立等，进行适当的活动，以此来改善局部压力和血液循环，可以每日做提肛运动，就是人体可有意进行肛门有节律的收缩和舒张活动，每日可做 40~50 次。

保持良好大便习惯，最好能定时，避免蹲位，不要在如厕时看书、看手机，如厕时间不要超过 5~10 分钟。

应该保持会阴部的清洁卫生，可温水坐浴。

痔疮的保守治疗和外科治疗

Ⅰ、Ⅱ度的痔疮可以保守治疗，口服迈之灵、消脱痔等，可以减轻内痔急性期的症状，也可以局部用药如保护黏膜的栓剂消痔栓、太宁栓等。而痔疮发展到Ⅲ、Ⅳ度时，往往需要手术治疗，痔上黏膜环形切除钉合术（PPH）是目前常用的手术治疗手段。PPH

手术就是利用吻合器将直肠黏膜切除一圈并进行吻合，这样将脱垂的痔疮上提并且缩小了，就像衣服袖太长，人们将中间剪掉一段再缝起来，使之缩短，这样既保留了衣袖的原样又能使长短适宜。PPH 手术有时间短，术后不会并发大便失禁，并发症少，不会肛门狭窄，恢复快等优点。

（沈月红）

胃癌的病因、症状及筛查知多少?

胃癌是起源于胃黏膜上皮的恶性肿瘤,一直属于我国高发肿瘤,而大部分早期胃癌患者是无症状的,因此,患者在胃部癌变之前做到"早发现、早治疗"非常关键。本文将以胃癌的病因、症状以及诊断问题为切口,为大家讲解有关疾病知识。

病因

慢性胃病(尤其是有一些胃溃疡)的患者,特别是反复发作但没有得到很好控制的这类患者是很容易发展为胃癌的。从这个角度来说,如果平时感到胃部不适,即便这些症状时好时坏,仍应引起足够的重视,及早到医院做胃镜检查。如果发现溃疡性病变,及早根治,尤其是由幽门螺杆菌导致的溃疡,或者是长期的慢性幽门螺杆菌感染同时伴有胃部不适症状的时候,要重视幽门螺杆菌的根除性治疗。保持生活的节律,现在胃癌患者呈年轻化的趋势,医生看诊时经常会问这些年轻的胃癌患者他们在生活上有什么特别之处,虽然很难得到一个非常确切的答案,但还是建议大家坚持良好的作息习惯,保证足够的休息时间以及确保饮食规律和饮食健康。

胃癌有部分遗传的因素,随着我们的医疗条件逐步改善,我国肿瘤的筛查率也越来越高。对于有家族史或家族肿瘤聚集倾向的人群，建议至少3年要做1次胃镜和肠镜。健康筛查很重要，因为有症状再去就诊往往已经失去根治手术的机会。

症状

早期胃癌基本上是没有症状的，要通过健康筛查发现。要重视生活当中不舒服的感觉，尤其是胃部的不适，或者是与进食相关的不适。有的人是饥饿时不舒服，而有的人是饱腹时不舒服。另外，大便习惯的改变也是症状之一，比如经常拉稀或者便秘，这可能是胃肠道肿瘤常见的一些症状。如果发展到晚期，上述症状会更加严重，比如说肚子胀，那往往可能有腹水，排便排不出可能是梗阻，甚至严重者会出现呕吐。

如果是突然消瘦也要引起重视，尤其要提醒减肥者要分清体重减轻是因为节食导致的，还是因为有了疾病不能进食导致的。

诊断

早期胃癌能够通过开腹手术、腹腔镜下手术等多种方式进行手术根治，通常手术治疗效果良好，能够有效改善患者预后，延长患者生存时间。但早期胃癌常表现为腹胀、腹痛、黑便、贫血等，容易和其他消化系统疾病症状相混淆，患者常不能加以重视，导致肿瘤的进展和病情的迁延。晚期胃癌由于肿瘤转移、组织血管侵犯、机体免疫力下降等原因导致患者对手术不耐受或手术治疗效果不佳，大大降低患者生活质量和减少生存时间。

目前许多人"谈癌色变"，认为罹患肿瘤就等于死亡，这会对患者造成较大的压力，但包括胃癌在内的许多肿瘤，如果在疾病早期进行积极治疗，能够大大改善患者预后和生活质量，因此胃癌的早期筛查成为目前的重点研究项目。

1. 筛查对象

根据我国国情和流行病学资料，确定胃癌筛查的目标人群定义为年龄≥40岁，且符合以下任意1条者，建议其作为胃癌筛查对象。

（1）胃癌高发地区人群。

（2）幽门螺杆菌（Hp）感染者。

（3）既往患有慢性萎缩性胃炎、胃溃疡、胃息肉、手术后残胃、肥厚性胃炎、恶性贫血等癌前疾病。

（4）胃癌患者一级亲属。

（5）存在胃癌其他危险因素：如摄入高盐、腌制食物，吸烟、重度饮酒等。

2. 筛查方法

目前的胃癌筛查方法主要有血清学筛查、幽门螺杆菌感染检测、内镜筛查，最终胃癌的确诊需要病理证实。

（1）血清学筛查：包含胃蛋白酶原、胃泌素17和血清肿瘤标志物检测等。

胃蛋白酶原（PG）是胃蛋白酶的无活性前体，可分为PG Ⅰ 和 PG Ⅱ 两种亚型。血清 PG Ⅰ 和（或）PGR（PG Ⅰ /PG Ⅱ）水平下降提示胃黏膜细胞的萎缩与肠化，通常将 PG Ⅰ 浓度 ≤ 70 微克 / 升且 PGR ≤ 3.0 作为萎缩性胃炎临界值及针对无症状健康人群的胃癌筛查临界值。

胃泌素 17（G-17）对调节消化道功能和维持其结构完整具有重要作用，研究显示胃黏膜进展至萎缩性胃炎乃至胃癌的变化过程中，G-17 呈现逐渐升高的趋势。

目前常用肿瘤标志物对于早期胃癌的筛查价值有限，不建议作为常规胃癌筛查的方法。

（2）幽门螺杆菌（Hp）检测。

血清 Hp 抗体检测：Hp 抗体阳性提示现有 Hp 感染或既往感染。

快速尿素酶试验：一种侵入性的幽门螺杆菌检测方法，通过对胃镜下活检标本进行检测该处标本是否存在 Hp 感染，但受灶性分布的影响。

尿素呼气试验：^{13}C 呼气试验和 ^{14}C 呼气试验，是目前临床最常用的非侵入性试验，具有相对较高的准确率、操作便利及不受 Hp 在胃内灶性分布影响等优点，常常作为上述两项检测方法的补充检测。

（3）内镜筛查。

内镜筛查仍是目前最直观、清晰的检查手段。内镜筛查主要有普通白光内镜检查及高清内镜精查，胃镜及其活检是目前诊断胃癌的金标准。早期胃癌的内镜下筛查，应以普通白光内镜检查为基础，全面清晰地观察整个胃黏膜，如发现局部黏膜颜色、表面结构改变等早期胃癌的黏膜特征及可疑病灶，进一步运用高清晰度白光内镜、窄带成像、色素内镜、放大内镜、超声内镜等技术进一步精细观察病变的微结构及微血管分布，并通过多点针对性的活组织病理检查明确诊断。这不但提高早期胃癌的检出率，而且还能提供病变深度、范围、组织病理学等信息，以便进一步治疗。此外，内镜不仅是一种检查手段，还是一种重要的治疗手段，相比于外科手术，内镜保留了胃的生理解剖构造，创伤小、并发症少、恢复快、费用低。

（汪学非）

得了胃癌是不是没救了？

胃癌是我国的高发肿瘤疾病，据估计2017年我国有新发胃癌病例约68万，胃癌相关死亡病例约50万，一方面由于胃癌恶性程度较高，另一方面因为胃癌早期症状不典型，许多病例临床诊断时都已是中晚期，所以临床上胃癌患者的生存预后普遍较差。那么，如果得了胃癌，是不是就真的没救了呢？

胃癌是起源于胃黏膜上皮的恶性肿瘤，胃黏膜细胞和组织结构出现明显异常，细胞分化和增殖异常、生长失去控制，进而具有浸润性和转移性。胃癌的发生需要经历一个多步骤、渐进的过程，包括慢性萎缩性胃炎、肠化生、异型增生、早期胃癌以及进展期胃癌，所以说，得了胃癌并不是标志着一切都没有了希望，对于不同患者，往往因为疾病进展程度以及患者自身一般情况的不同，临床预后存在很大的差异。

对于不同临床分期的患者，所采取的治疗措施也不尽相同，积极配合医生的治疗，胃癌并非无药可救。

早期胃癌可以采取内镜下治疗，包括内镜下黏膜切除术（EMR）和内镜下黏膜剥离术（ESD），通过在内镜下将胃黏膜、黏膜下层病灶的切除达到胃癌切除的目的。但是需要注意的是，内镜下胃癌的治疗是有严格指征的。日本胃癌治疗指南推荐分化好的早期的、病灶比较小的胃癌可以行 EMR 或者 ESD。这部分患者淋巴结转移风险 <1%，内镜切除与外科手术具有相同的疗效，是胃癌行内镜下治疗的绝对适应证。另外一部分患者，虽然病灶比较小，也是早期的胃癌，但是活检病理显示肿瘤分化程度很差，这部分患者临床判断淋巴结转移风险也 <1%，但是缺乏长期预后随访，可以作为内镜治疗的扩大适应证。采取内镜下治疗成功的患者，配合术后规律的随访，每年进行 1~2 次内镜检查，必要时配合腹部超声和 CT 检查，可以获得很好的生存预后。在采用内镜治疗的患者中，可能有一小部分患者内镜切除术后病理检查显示肿瘤切缘有肿瘤残留，或者出现淋巴管或血管侵犯，或者肿瘤直径 >2 厘米或侵犯黏膜肌层成分中含有未分化癌，原则上需要追加外科手术。对于已明确存在淋巴结转移的早期胃癌、癌肿侵犯已超过固有肌层的各种进展期胃癌患者，内镜下的治疗是不适合的，这时就需要传统的胃癌根治术。以治愈为目的并按标准实施的胃切除术附加 D2 淋巴结清扫为胃癌根治的定型手术。在对有淋巴结转移或者 T2 以上肿瘤进行的定型手术中，通常考虑远端胃癌根治术及全胃根治术，也就是至少需要切除远端胃的 2/3 以上，以保证肿瘤的足够切缘。近年来大规模的临床试验结果显示，对于进展期胃癌腹腔镜手术与传统开腹手术术后总体预后并无显著差异，而且腹腔镜手术术中出血量少，术后胃肠道功能恢复早，住院时间缩短，并发症的发生率也明显偏低，这也使得腹腔镜胃癌手术成为进展期胃癌手术的新选择，但手术范围是一样的。对于这部分患者，指南推荐围手术期的化疗可以防止微小的残余肿瘤复发，获得生存获益。

即使非常不幸，在确诊胃癌时已经是比较晚期，积极配合医生的治疗，依然可以获得生命的延长以及生活质量的保证。当患者存在不能根治情况时，为了改善出血、狭窄等压迫症状时也可以进行姑息手术，一般可以进行姑息性胃切除术，但当切除困难或存在较大风险情况下，可以进行胃空肠吻合术，以改善患者消化道梗阻和营养状态，能为进一步治疗提供可能。如果患者存在不能切除的肝转移、腹膜转移等因素但需要减少肿瘤负荷时，减瘤手术也被推荐以延迟胃癌相关症状的出现，延长患者生存。当然，化疗是这部分患者的主要治疗方式。对于不同的不能根治切除或者复发患者，因人而异，会有不同的化疗方案。对于一部分患者，也就是 Her2 阳性的胃癌患者，可能还有机会接受靶向治疗而取得较好的疗效。联合曲妥珠单抗靶向治疗的化疗是针对 Her2 阳性胃癌的标准治疗，所以在进行第一次化疗前建议进行 Her2 检查。目前化疗并不能根治胃癌，对于这部分患者，治疗目的只能是改善临床症状，延迟症状的出现，延长患者的生存时间。

早期胃癌的治疗效果要明显好于进展期胃癌，早期胃癌术后 5 年生存率可达 90% 以上。进展期胃癌的预后相对较差，但也根据不同患者的临床分期存在很大差异，美国癌症联合委员会根据胃癌侵犯胃壁的深度、局部淋巴结转移和远处转移情况，把胃癌患者分为Ⅰ、Ⅱ、Ⅲ、Ⅳ四个分期，相对较早期的患者术后 5 年总体生存率可以达到 70% 以上，分期相对较晚的患者，其术后 5 年总体生存率可能不足 10%，而对于诊断时已经出现远处转移的Ⅳ期患者，5 年总体生存率可能低于 5%。

所以说，如果不幸得了胃癌，要树立正确的疾病意识，积极配合医生的诊治，调整好心态，增加对抗疾病的信心，相信即使面对胃癌，明天依旧美好。

（刘浩）

知道这些数字，正确认识大肠癌

"数"说大肠癌

很多人谈癌色变，认为得了癌症，尤其是像大肠癌（包括结肠癌和直肠癌）这类恶性肿瘤，就差不多没救了，这种观点非常不正确。我们一直强调早诊早治，因为早诊早治，对大肠癌的诊断、治疗和生存率影响巨大。

今天，我们让"数字"来说话。

发病数

38万——每年大肠癌发病数，约每天1000例。

10%——大肠癌约占全部恶性肿瘤的10%。

4%——大肠癌增速水平，国际水平是2%。

3——患病人数位列全国第3（仅次于肺癌和胃癌）。

2——患病人数位列东部第2（仅次于肺癌）。

5年生存率

64%——大肠癌患者的5年生存率。

99%——Ⅰ期大肠癌患者的 5 年生存率。

87%——Ⅱ期大肠癌患者的 5 年生存率。

67%——Ⅲ期大肠癌患者的 5 年生存率。

10%——Ⅳ期大肠癌患者的 5 年生存率。

大肠癌患者的 5 年生存率与分期关系极大，所以早诊早治非常重要。可惜的是，我国 70% 的大肠癌病例发现时已经是中晚期，耽误了治疗的最佳时间。

5 年生存率是医学专用词，并不意味着只能活 5 年，而是意味着已接近痊愈。

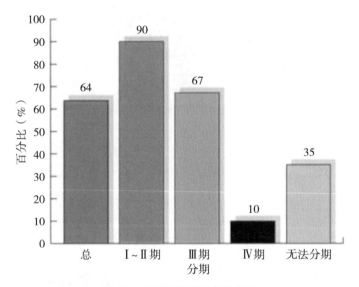

图 17　大肠癌患者 5 年生存率

部位

30%——肿瘤在盲升结肠（右半结肠）。

25%——肿瘤在乙状结肠癌。

20%——肿瘤在直肠癌。

15%——肿瘤在降结肠癌。

10%——肿瘤在横结肠癌。

其中，直肠癌和乙状结肠癌多表现为便血和肠梗阻，较易引起人们重视；而盲升结肠多表现为贫血，容易延误诊断时间。

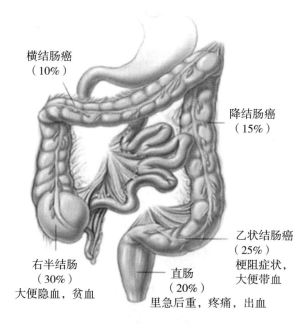

横结肠癌
（10%）

降结肠癌
（15%）

乙状结肠癌
（25%）
梗阻症状，
大便带血

右半结肠
（30%）
大便隐血，贫血

直肠
（20%）
里急后重，疼痛，出血

图 18　大肠癌发生部位

发展和分期

1~2 年——从"小息肉"→"大息肉"→……→"癌"的典型时间。

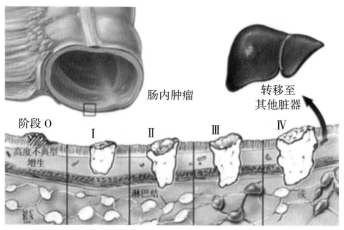

肠内肿瘤

转移至
其他脏器

阶段 0　Ⅰ　Ⅱ　Ⅲ　Ⅳ

高度不典型
增生

淋巴结

图 19　大肠癌的发展和分期

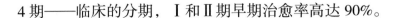

4 期——临床的分期，Ⅰ 和Ⅱ期早期治愈率高达 90%。

年龄和性别

57∶43——男性、女性患者比例。

93%——45 岁及以上发病患者比例。

48.3 岁——中国大肠癌的平均发病年龄。

写在最后

大肠癌是非常明确的有预防和筛查效果的恶性肿瘤。早期治疗效果好，5 年生存率高达 90%，而晚期治疗效果则相对较差，5 年生存率不足 10%。

据报道，目前我国临床上大肠癌早期确诊的比例仅为 5%~10%，导致患者的 5 年生存率不佳。而对比美国，早诊早治患者的 5 年生存率为 90%。

45 岁以上（高发地区 40 岁以上）的人群，建议 1~2 年做 1 次肠镜检查，每年体检中的直肠指检不要弃检。

早诊早治，不只是口号。

（胡健卫）

警惕青年人大肠癌

所谓青年人大肠癌，是指患大肠癌的年龄＜40岁。

青年人大肠癌有哪些特点？

（1）早期病例少：医学上大肠癌分为4期，Ⅰ、Ⅱ期属早期，治疗效果好；Ⅲ期、Ⅳ期属于中晚期，治疗效果差。但可悲的是，在确诊的青年人大肠癌中，分期在Ⅲ期或Ⅳ期的患者占了50%~80%，而20岁以下的患者，几乎全部是Ⅲ期或Ⅳ期。

（2）恶性程度高：众所周知，肿瘤恶性程度越高，治疗效果越差。在确诊的青年人大肠癌患者中，分化最差的黏液腺癌占了50%~60%，是老年患者的3~6倍。年龄＜20岁的患者，80%~90%是黏液腺癌，直接影响青年人大肠癌的治疗效果。

（3）疼痛症状突出，易出血：由于就诊时患者多属晚期，易发生急性肠梗阻，所以约40%的患者是以腹痛为第一表现的。至于出血，大多不会引起患者的重视，会当作痔疮治疗很长一段时间，以致延误病情。

（4）女性患者，发生卵巢转移的比例高：有1项数据显示，在确诊的女性青年人大肠癌患者中，卵巢转移率高达12%，而且有

1/3 的患者是以卵巢肿瘤来院就诊的，有的甚至等到卵巢肿瘤手术以后显示为转移性腺癌，才重新寻找原发灶。这一方面说明了医护人员对于此类疾病的认识不足，另一方面也反映了肿瘤的恶性程度之高。

（5）确诊时间长，误诊率高：一般青年人大肠癌患者从有不适至医院就诊，再到确诊，为 5~15 个月，青年人大肠癌的误诊率也高达 78.5%。回顾一下患者的病史，在看病初期多被诊断为痔疮、肠炎、肠虫症和胃病等。导致误诊的因素有很多，可归纳为以下三点。

①患者不重视。患者总以为自己年纪轻，不会有什么大问题，再加上工作和学习繁忙，忽略了自身的健康状况。

②家长缺少相关的知识。大多数家长对于自己孩子便血、腹痛等症状，凭经验认为是某种疾病，自己用点药，只有到了病情严重时，才来医院就诊，但往往为时已晚。

③医生的主观臆断。许多医生在接诊年轻患者时，凭经验用些对症处理的药物，甚至忽略直肠指检，也未提醒患者做肠镜检查，等到发现转移病灶或出现肠梗阻时，才想寻找原发病灶，直接延误了病情的诊断。

去年我们接诊了 1 名年仅 19 岁的肠癌患者，他有便血史 1 年，一开始他父亲总给他一些治疗痔疮的药物，但一直不见好转，3 个月前至当地医院就诊，当地医生也没当一回事儿，继续以痔疮处理。直到发现肝脏占位，出现腹水后才找到原发病灶在直肠，可为时已晚。

（6）预后差：青年人大肠癌患者由于就诊时间晚，肿瘤恶性程度高，手术切除率仅为 29%~36%，而 5 年生存率为 16.7%~17.8%，与老年人相比，预后明显要差。

如何早期发现青年人大肠癌？

青年人出现不明原因的贫血、大便出血、大便习惯改变、便秘和腹泻交替、腹痛和腹块等症状时应引起注意。

（1）便血：便血在一些饮食起居不规律、大便秘结的青年人中很常见，大多会自行诊断为痔疮，而羞于去医院就诊，尤其是一些未婚女性。这本无可厚非，但需要掌握一个原则，用药一周后如果还有出血，或用药好转后症状又有反复者需要及时去医院就诊。当然，最好是一发现问题就去医院咨询医生，这样是最保险的方法。

（2）大便习惯改变：一般每个人的大便会随着摄入食物的不同而有所改变，但总有一个规律，如果在一段时间内突然出现大便变细、大便有凹槽、大便有黏液，就需要引起重视，大多提示肠道有异常，需要及时去医院就诊。

（3）便秘和腹泻：有些年轻人一吃得不恰当就会腹泻，有些则时有便秘，时间长了也不当一回事儿，实际其中隐藏了危险。作者就亲身遇到过一位重点大学的学生，长期有腹泻史，自己也不当一回事儿，被劝来做了肠镜检查，结果乙状结肠发现了问题，手术后诊断为早期结肠癌，现在治疗效果很好，试想如果他再晚半年就诊，那就可能是晚期了。因此，对于长期腹泻和便秘的患者，如果用药效果不佳，需要进一步检查，以排除肠癌的可能。

（4）腹痛和腹块：腹部隐痛不适有时在青年人中很常见，大多能自行缓解，也不会当一回事，只有腹痛很严重，才会来医院就诊，这时多伴有肠梗阻，病情已被延误。因此对于长期有腹痛的患者，建议行肠镜检查，在排除占位性病变后才给予对症处理。

（5）有家族肠癌史的患者：对于父母或者直系亲属（如爷爷、外公、叔叔、阿姨等）有结肠癌或结肠息肉史的青年人，需要引起重视，一旦发现大便出血、腹泻、大便变形等异常情况，需要及时

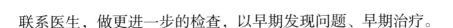

联系医生，做更进一步的检查，以早期发现问题、早期治疗。

如何防治大肠癌侵袭青年人？

现代社会发展很快，人们日常生活中会接触很多可能致癌的因素，如水污染、空气污染、食品污染，再加上青年人在社会中处于中坚力量，负担着繁忙的工作和学习任务，养成了不规律的生活习惯等，这些内因外患是导致目前青年人大肠癌高发的因素。如何在生活中多加注意，预防癌症的侵袭，要做到以下几点。

首先生活要有规律，每天坚持一定时间的锻炼，避免烟酒过量、通宵熬夜等，预防不良生活方式导致的排便习惯异常，影响大肠及时排出有毒的物质，造成癌症的高发。其次，注意多摄入新鲜的蔬菜、水果，保持一定量的维生素的摄入，科学研究证实多种维生素有抗氧化、清除自由基的作用，可以预防癌症的发生。

此外，定期清洁肠道也能起到预防大肠癌的作用。大肠内的宿便和有毒物质是引起大肠癌的重要因素，定期清洁肠道可以达到清洁排毒的作用，同时深层按摩、排脂减肥，具有直接清除体内的毒素、减轻体重、预防过敏疾病和皮肤病的作用。所谓清洗肠道是指采用一定的方法让人体"腹泻"，排出宿便和有毒物质，可以口服泻药，也可以用纯净的温水从肛门进入体内（即"洗肠疗法"），帮助肠蠕动、制造排便感，将肠内废物轻松排出。

除了上述的预防措施外，发现问题及时来医院就诊也是关键。研究表明，Ⅰ期和Ⅱ期大肠癌患者的手术治疗效果，在青年人和老年人中区别不明显，均属疗效较好的一类，术后5年生存率可达85％。而晚期肠癌（Ⅲ期和Ⅳ期）患者的手术治疗效果差，术后容易出现转移和复发，5年生存率仅为20％，可见早期诊断的重要性。

要做到大肠癌的早期诊断，年轻人应摒弃侥幸心理，发现问题及时到医院检查，直肠指检、钡剂灌肠和结肠镜检查是发现结直肠疾病的"三大法宝"。过去人们对于结肠镜检查有一种惧怕的心理，认为会很难受，随着无痛内镜技术的发展，人们对于结肠镜的接受程度大大提高，尤其是青年人。

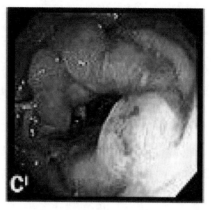

图 20　结肠癌的内镜表现

（胡健卫）

如何区分大肠癌和痔疮?

由于生活节奏加快,很多人都不注意自己的饮食习惯,常常摄入一些高脂肪和高热量的食物,平时又很少吃蔬菜和水果,经常便秘,粪便堆积在大肠,容易患上大肠癌。临床数据表明,很多人因为痔疮来医院就诊,结果查出大肠癌。大肠癌与痔疮到底如何区分呢?

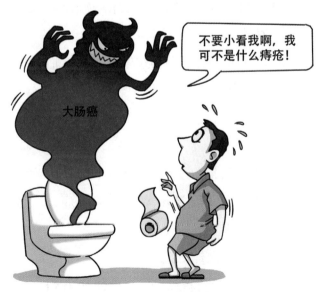

图 21 区分大肠癌和痔疮

大便出血颜色和状态不同

要学会观察大便及出血颜色，大肠癌和痔疮患者都会出现大便出血的情况，但是便血的颜色是不一样的。

痔疮患者便血颜色为鲜血，与粪便不相混合，血液多数随大便排出后滴下。

大肠癌患者便血的颜色较暗，多是混在大便里面。

大便次数不同

大肠癌患者会因为肠道内存在肿瘤，然后刺激患者的肠道，导致排便的次数增加，但是每次排便量不多，有些患者会出现腹泻和便秘交替的症状。

痔疮患者的排便次数就不会有太大的变化。

患者群不同

痔疮是常见病，任何年龄的人均可患痔疮，而大肠癌多数发生在中年人，40~60 岁的人群是易发人群。

如果您属于这个年龄段，而且还发现大便出血，即便门诊检查发现有痔疮，也应警惕同时存在大肠肿瘤的可能。

痛感不同

一般大肠癌发展到后期，会有腹痛感，这是因为大肠癌患者肠道功能出现紊乱，或者因为肠道堵塞引起的腹痛，一般疼痛出现在中下腹部，有肛门下坠感。

但是痔疮患者不会有这样的感受。

便血是痔疮的一大重要特征，但一有便血就当痔疮治疗可就大错特错了。同在肛门部位发病，同样有便血症状的直肠癌、直肠息

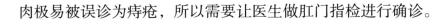

肉极易被误诊为痔疮，所以需要让医生做肛门指检进行确诊。

肛门检查

痔疮：手指触摸到凸起的质软病灶。

直肠癌：触到肠内有菜花状的硬块，或边缘隆起、中央凹陷的溃疡，就要高度怀疑为直肠癌。检查后，指套上沾有血液、脓液便，也是肠癌的特征性表现。

注意：肛门指检最好请经验丰富的肛肠科专科医生进行。肛门指检（简称肛指）是指医生用手指在患者肛门内进行触摸，在肛肠疾病诊治过程中具有十分重要的作用，多种肛门和直肠疾病可依此确诊。

肠镜检查

如果你出现以上症状，或者属于需要检查的高危人群，那就请你消除恐惧心理，接受肠镜检查。

肠镜检查在开始进镜、通过左右两个弯曲时有些轻微的疼痛，通过均匀的深呼吸后可缓解。一般技术熟练的医生在 5~10 分钟内即可完成检查（包括拍照、取活检等操作），遇到复杂患者也很少超过 20 分钟。

对于中老年人经常有腹胀、腹痛、不明原因贫血或右侧扪及肿块的症状，一般考虑盲肠或升结肠肿瘤。结肠癌到了中晚期，20%的患者表现为不明原因的肠梗阻。50 岁以上、无手术病史、突发的肠梗阻一般为左半结肠癌。

CEA、CA19-9 检测明显升高，要警惕大肠癌发生，必须立即做肠镜检查。

其实，大多数情况下，大肠癌早期症状并不明显，很容易与痔疮混淆，现实生活中，也有不少大肠癌患者在发病初期就误诊为痔疮，其实一旦将大肠癌误诊为痔疮，是很容易错过大肠癌的最佳治疗时机。所以，一旦发现自己出现便血、大便次数变多等异常情况，不要存在侥幸心理，如果自己不能进行判断，最好及时到医院进行检查，避免误诊。

（胡健卫）

肝胆胰腺

揭秘乙肝大三阳、小三阳
——乙型肝炎标志物含义解读

我国是"乙肝大国"，因此，乙型肝炎标志物的检测是消化科门诊、肝病门诊及住院患者筛查的"常规检测"。传统的乙型肝炎标志物检测有 5 项，包括 3 种抗体和 2 种抗原。

乙肝病毒（HBV–DNA）有 3 种抗原具有临床检测意义，分别是表面抗原（HBsAg）、e 抗原（HBeAg）和核心抗原（HBcAg）。3 种抗原又分别对应 3 种抗体，即表面抗体（抗 HBs）、e 抗体（抗 HBe）和核心抗体（抗 HBc）。这 3 种抗原和 3 种抗体正好凑成 3 对，而由于核心抗原在血液中含量少，难以检测，因此临床上很少应用。其余的 5 项检测项目，就是人们常说的"乙肝两对半"，或称"乙肝 5 项"检查。

那么，这 5 项检测指标各有什么意义呢？

各项指标含义

（1）表面抗原（HBsAg）：是乙肝病毒表面的外壳。当血液中只有 HBsAg 时，不具有传染性；但因其常与 HBV 同时存在，常被用来作为有传染性的标志之一。HBsAg 阳性见于急性乙肝的潜伏期，发病时达高峰；或是见于乙肝病毒携带者或慢性乙型肝炎患者。

（2）表面抗体（抗 HBs）：是一种保护性抗体（中和抗体），可阻止乙肝病毒穿过细胞膜进肝细胞。抗 HBs 阳性提示机体对乙肝病毒有一定程度的免疫力，是肝炎患者是否康复或健康人是否有抵抗力的主要标志。抗 HBs 一般在发病后 3~6 个月才出现，可持续多年。乙肝疫苗接种者，若仅此项阳性，应视为乙肝疫苗接种后正常现象；感染乙肝病毒后依靠自身免疫力清除乙肝病毒的人体内也会产生乙肝表面抗体，是一种好现象。

（3）e 抗原（HBeAg）：是病毒复制的标志，阳性表明乙型肝炎处于活动期，并有较强的传染性。通常只有表面抗原阳性者，才有可能 e 抗原阳性。或者说，e 抗原的出现几乎一定晚于表面抗原。HBeAg 持续阳性 3 个月以上则有慢性化倾向，表明肝细胞损害较重，容易转为慢性乙肝。孕妇阳性可引起母婴传播，致 90% 以上的新生儿呈 HBeAg 阳性，因此需分娩后早期阻断病毒。

（4）e 抗体（抗 HBe）：阳性表示大部分乙肝病毒被消除，病毒复制减少，传染性减低，但不代表无传染性。乙肝急性期即出现抗 HBe 阳性者，易进展为慢性乙型肝炎；慢性活动性肝炎出现抗 HBe 阳性者可进展为肝硬化；HBeAg 与抗 HBe 均阳性，且 ALT 升高时可进展为原发性肝癌。

（5）核心抗体（抗 HBc）：是曾经感染过或正在感染的标志。核心抗体 IgM 是新近感染或病毒复制标志，核心抗体 IgG 是曾经感染乙肝病毒的标志。无论 HBsAg 是否阳性，核心抗体 IgG 的阳性都提示曾经感染乙肝病毒。

"大三阳"与"小三阳"

顾名思义，既然是"三阳"，当然是 5 项指标里有 3 项阳性了。对应上面提到的序号，"大三阳"是 HBsAg、HBeAg、抗 HBc 阳性

（1、3、5），"小三阳"则是 HBsAg、抗 HBe、抗 HBc 阳性（1、4、5）。"大小三阳"的共同点是 HBsAg、抗 HBc 阳性。不同点是"大三阳"是 HBeAg 阳性，而"小三阳"是抗 HBe 阳性，是"乙肝携带者"。需要说明，虽是"携带者"，毕竟表面抗原是阳性，表明乙肝病毒在机体内长期存在，因此仍有一定概率发展为肝硬化、肝癌。

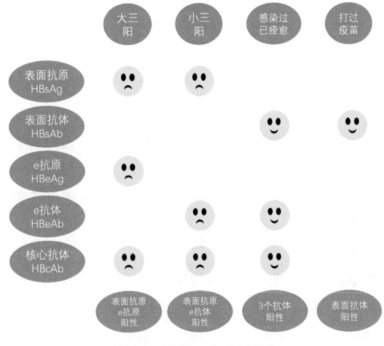

图 22 "大三阳"和"小三阳"

相比于"大、小三阳"，三种抗体阳性则说明是乙肝感染的恢复期，机体清除病毒，是急性肝炎非慢性化的标志。

另需说明的是，单纯从"大三阳"和"小三阳"来分析，并不能说明患者病情的轻重，即肝损害的程度。乙肝患者病情的轻重，只有通过患者的临床表现、肝功能、乙肝病毒载量、B超及病理组织学检查等综合分析，才能做出结论，而不是根据"大、小三阳"来判定。因此目前这种分类已经不再被强调。

（刘海宁）

体检发现肝囊肿，该怎么办？

　　随着社会经济的发展，广大民众意识到健康体检的重要性，腹部彩超已成为最常见的体检项目之一。部分人在腹部超声中偶然发现了"肝囊肿、肝脏囊性灶、多发肝囊肿"等，对于普通非医学专业的人来说，这些词汇既陌生，又有点让人无法安心，今天就来简单介绍一下这个"肝囊肿"。

　　肝囊肿是肝脏的囊性病变，可以理解为肝脏里出现了"水泡"，它有不同的病因分类：最常见的就是单纯性肝囊肿和多发性囊肿疾病（先天性疾病，通常肝脏及肾脏同时多发囊肿）；相对少见的是棘球蚴病、囊腺瘤、先天性肝内胆管扩张；较为罕见的有恶性肿瘤、创伤肝内血肿、肝内胆汁瘤。

　　正因为肝囊肿病因范围较广，所以针对不同肝囊肿病变的处理方式也是大相径庭。超声检查是最有效的初步筛查工具，也有初步鉴别诊断的作用。当然如果根据医生的临床判断需要进一步鉴别，需要再行 CT 或者磁共振检查，甚至穿刺针吸活检等检查。

　　最常见的单纯性肝囊肿，大部分人都是没有任何症状及不适的，偶然体检发现的无症状患者不需要对肝囊肿进行治疗，也不需要过度关注及反复检查。

部分人会出现上腹部不适、疼痛、恶心厌食等，对于这种会引起不适的肝囊肿或者肝巨大囊肿还需谨慎，一方面有伴发肿瘤可能，另一方面巨大囊肿有自发性出血、感染、破裂及压迫胆道导致梗阻可能，需在医生指导下做进一步诊治，可行囊肿穿刺抽吸或肝切除等外科手术治疗。

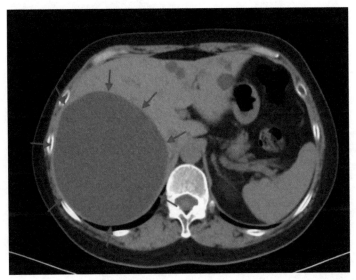

图 23　CT 所示巨大肝囊肿（箭头所示）

肝囊肿还有一种较为常见病因是棘球蚴病，由寄生虫棘球蚴虫的感染所致，这种寄生虫常见于狗、狐狸、羊、马、牛等动物。在我国新疆、内蒙古、东北等畜牧业发达地区较为常见，其实人并不是棘球蚴虫的主要感染对象，只要采取积极措施即可预防，防治方法就是保持手卫生，减少跟上述提及的动物以及狗、狐狸等接触，尤其是野生动物，在旅游亲近大自然的同时，注意与野生动物保持距离，同时更应该注意的另一个重要传播途径就是食用野味，在此提醒大家，禁止食用野生动物！家中饲养宠物狗者，需定期带宠物狗至宠物医院检查寄生虫感染，宠物感染棘球蚴虫早期发现及治疗可降低人感染可能。

　　总而言之，在体检或因不适就诊时发现肝囊肿，不用慌张，主动向医生说出自己是否有不适，是否有旅游或者特殊经历病史，配合医生诊疗即可。

（朱海蓉）

体检发现胆囊结石怎么办?

什么是胆囊结石?

胆囊结石是一种常见的疾病,很多人在做体检时会被发现。胆囊是一个体积较小的、梨形的囊性器官,它位于肝的下方。它贮存的胆汁是由肝脏产生的可帮助消化的一种液体。任何造成胆汁浓缩或胆汁淤积的因素都有可能导致结石的形成。胆囊结石分为胆固醇结石、胆红素结石、混合性结石。

80%以上的胆囊结石患者没有症状,但它们也可能导致胆绞痛、急性胆囊炎、胆总管结石、胆管炎、胆源性胰腺炎等,极少数会导致胆囊癌。

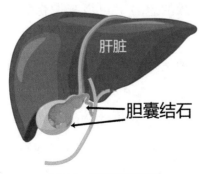

图24 胆囊结石示意

如何治疗胆囊结石？

如果您被诊断为患有胆囊结石，那么您应该采取什么措施呢？

1. 定期随访

如果胆囊结石没有症状，通常不需要治疗。可以定期随访，等以后出现症状后再考虑治疗。

2. 手术切除胆囊和结石

如果有出现以下情况，建议手术切除胆囊：

（1）反复发作的胆绞痛。

（2）有相关并发症，如继发性胆总管结石、胆管炎、胆源性胰腺炎等。

（3）具有胆囊癌危险因素，如胆囊萎缩、充满型结石、瓷化胆囊、胆囊壁增厚（≥3毫米）、胆囊肿瘤性息肉等。

腹腔镜下胆囊切除术是一种常见的微创手术，它可以完全摘除胆囊，同时也可以消除结石的问题，而且具有手术创伤小、术后恢复快的特点，术后2~4天即可出院。

含有结石的胆囊已丧失功能，因此切除胆囊并不妨碍消化功能，仅有部分病例术后稍有大便次数增多，但数月之后又能恢复正常。

3. 药物治疗

对于一些症状轻微的患者，可以采取保守药物治疗。药物治疗通常用于缓解胆绞痛和控制胆囊炎的症状。这些药物包括解痉剂、抗生素和止痛药。这种治疗方法不适用于所有患者，需要与医生商量选择合适的治疗方案。

胆固醇结石可口服熊去氧胆酸溶解。微小结石可在6个月内溶解，较大结石需要1~2年才会溶解，很多结石并不会溶解。即使结石被成功溶解，但仍有半数的患者在5年内会复发。

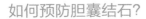

如何预防胆囊结石？

预防是最好的治疗方法，以下是一些预防胆囊结石的方法。

（1）饮食要均衡，多吃蔬菜和水果，少吃高脂肪、高胆固醇的食物。

（2）定期锻炼，保持健康的体重。

（3）避免长时间禁食或暴饮暴食。

（4）饮食中增加含纤维素较多的食物，如全麦面包、糙米饭和燕麦片。

（5）避免吸烟和饮酒。

结论

如果您被诊断为患有胆囊结石，那么您不必过于担心。胆囊结石是一种常见的疾病，治疗方法多种多样。如果您没有症状，那么通常不需要治疗。但如果您出现了症状，应该与医生商量哪种治疗方法适合您。预防是最好的治疗方法，均衡的饮食和定期的锻炼可以帮助您预防胆囊结石的发生。

（陈琦）

脂肪肝到底要不要紧，得了脂肪肝该怎么办?

凑一桌聚餐，十个人里可能三四个都有脂肪肝。现代社会，身边有脂肪肝的人太多了，很多人心里犯嘀咕：脂肪肝到底要不要紧?

我们通常说的脂肪肝主要包括酒精性脂肪性肝病和非酒精性脂肪性肝病，后者是个疾病谱，涵盖非酒精性单纯性脂肪肝、非酒精性脂肪性肝炎、肝硬化和肝细胞癌。下面主要讨论非酒精性脂肪性肝病，简称脂肪肝。据统计，上海、北京等地脂肪肝的患病率在31%以上，目前，脂肪肝已经成为我国乃至全球范围最常见的慢性肝病。脂肪肝不仅可以导致肝病残疾和死亡，还与代谢综合征、

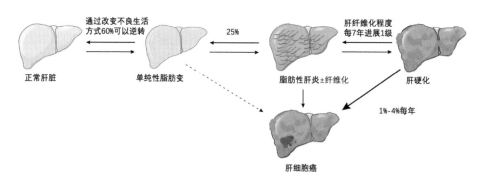

通过改变不良生活方式60%可以逆转　　25%　　肝纤维化程度每7年进展1级

正常肝脏　　单纯性脂肪变　　脂肪性肝炎±纤维化　　肝硬化

1%-4%每年

肝细胞癌

图 25　非酒精性脂肪性肝病疾病自然史

2 型糖尿病、动脉粥样硬化性心脏病、骨质疏松、慢性肾脏疾病、结直肠肿瘤、乳腺癌等慢性病密切相关，所以脂肪肝并不是某些人认为的"无关紧要的富贵病"，但是，体检出来脂肪肝也不要"大惊小怪"，脂肪肝还是可防、可控的。

首先是改变不良生活方式，给您六字金言："管住嘴、迈开腿。"减轻体重、减小腰围是预防和治疗脂肪肝最为重要的措施。所谓管住嘴，建议每天摄食量减少 2000~4000 千焦热量，调整膳食结构，限制含糖饮料、糕点和深加工精致食品的摄入。所谓迈开腿是要避免久坐，长期使用电脑办公的如有条件可以考虑升降桌。每天坚持中等量有氧运动 30 分钟，每周 5 次，或每天高强度有氧运动 20 分钟，每周 3 次。"管住嘴，迈开腿"二者缺一不可，只有运动使肌肉含量高了，代谢率才会提高，减肥就会更简单。1 年内减重 3%~5% 可以逆转单纯性脂肪肝。还有一点请大家一定牢记，辛苦减下来的体重一定不要反弹，因为保持体重远比减重来得轻松，辛苦减下来的战果不要轻易付诸东流。

其次，可以借助一些减肥药，但是药都有不良反应，建议 BMI ≥ 30 千克 / 米^2 的成人和 BMI ≥ 27 千克 / 米^2 伴有原发性高血压、2 型糖尿病、血脂紊乱等并发症的成人可以考虑应用奥利司他、人胰高糖素样肽 –1（GLP–1）类似物利拉鲁肽等药物减肥。针对转氨酶升高或伴有肝纤维化的脂肪肝患者，建议消化科门诊就诊，可选用 1 种保肝药服用 1 年以上。

对于一些重度肥胖（BMI ≥ 37.5 千克 / 米^2）的脂肪肝患者，以及中度肥胖（32.5 千克 / 米^2 ≤ BMI ≤ 37.94 千克 / 米^2）合并 2 型糖尿病经保守治疗不能有效控制血糖的患者都应考虑减肥手术，亚洲国家以袖状胃切除术最为常用。所谓的减肥手术其实就是胃减容手术，缩小胃，减少食量，达到管住嘴的作用。

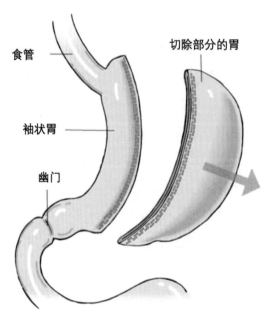

图 26　袖状胃切除术

（姚群燕）

"每日小酌一杯"，肝脏怎么"看"？

吸烟对人体的危害众人皆知，那您认为喝酒对人体也会造成伤害吗？大家普遍认同，大量饮酒有损于身体健康，那么如果"每日小酌一杯"呢？它又会对您的健康产生怎样的影响呢？

权威医学杂志《柳叶刀》发布的一项研究，对195个国家和地区人群就饮酒量及其危害进行了系统分析，结果显示，喝酒无论喝多少，都会对身体健康带来不同程度的损伤，而且会大大提高包括酒精性肝病/肝硬化、胰腺炎、缺血性/出血性脑卒中、高血压性心脏病等在内的多种疾病的罹患风险。今天我们就来了解一下，"每日小酌一杯"是否会损害肝脏，甚至引起肝硬化呢？

饮酒后，酒精主要在十二指肠和上段回肠，通过单纯扩散很快被吸收，胃也能缓慢吸收少量酒精。酒精吸收后不能储存，除很少一部分由肺和肾排泄外，90%在肝内代谢。酒精的主要成分是乙醇，肝细胞可以通过酶的作用将乙醇氧化为乙醛，再将乙醛分解为乙酸，最终代谢为二氧化碳和水。乙醛对肝细胞有明显的毒性作用，引起肝内脂肪堆积从而形成酒精性脂肪肝。若持续饮酒，肝细胞则会反复发生变性、坏死伴炎症细胞浸润，形成酒精性肝炎。长期反复的炎症最终发展为肝纤维化和肝硬化。

肝硬化是由于某种或几种疾病因素长期作用于肝脏而导致的一种严重的肝脏疾病，此时的肝脏不能过滤毒素并帮助分解营养物质和药物，同时也无法快速合成蛋白质和其他营养物质来满足您身体的需求。肝硬化在早期由于肝脏代偿功能较强可无明显症状，后期则以肝功能损害和门静脉高压为主要表现，并有多器官受累，晚期常出现上消化道出血、肝性脑病、继发感染、脾功能亢进、腹水、癌变等并发症，严重威胁生命健康。

根据流行病学调查资料，酒精所造成的肝损伤是有阈值效应的，即达到一定饮酒量或饮酒年限就会大大增加肝损害风险。所以，尽管每口一小杯，但是由于其长期的累积效应，同样能对肝脏产生损害。若这种损害持续存在，则会大大提高肝硬化的发生风险。而作为肝脏疾病的终末阶段，肝损伤一旦发展成为肝硬化，即使经过规范化治疗，也无法逆转，更无法自愈，而是会逐渐恶化，甚至有可能会进展为肝癌。

总而言之，无论您是养成了"每日小酌一杯"的习惯还是出于所谓的"活血化瘀"等目的，规律的作息、适当的运动、保持良好的心态和科学营养的饮食结构才是培养健康体魄的关键，同时如果您患有心脑血管相关疾病，需要及时就诊并遵医嘱规范治疗，而不是采取这种"拆东墙补西墙"的做法。

（维妮热）

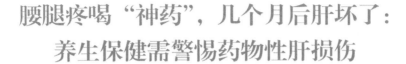

腰腿疼喝"神药"，几个月后肝坏了：
养生保健需警惕药物性肝损伤

　　李老汉今年58岁，患有风湿性关节炎，听邻居说三七活血化瘀，对治疗腰腿疼特别有效，便买来泡酒喝。几个月后李老汉觉得腹胀、吃不下东西，并且浑身发黄，来医院检查后医生诊断为长期服用"土三七"导致的肝窦阻塞综合征。

　　近年来，关于这种药物性肝损伤的报道屡见不鲜，那么什么是药物性肝损伤呢？药物性肝损害是指由各类处方药或非处方药的化学药物、生物制剂、传统中药、天然药、保健品、膳食补剂及其代谢产物乃至辅料所诱发的肝损伤。

吃药为什么会引起肝损伤？

　　肝脏是药物重要的代谢场所，摄入体内的药物或其代谢产物可以直接对肝脏产生损伤，往往呈剂量依赖性，即服用药物剂量越大对肝脏损伤越严重。同时药物的直接肝毒性可进一步引起免疫和炎症应答等其他肝损伤机制。国内报道较多的与肝损伤相关的中药、膳食补剂有何首乌、土三七，以及治疗骨质疏松、关节炎、白癜风、银屑病、湿疹等疾病的某些复合制剂，由于组分复杂，很难确定究竟是何种成分引起的肝损伤。

药物性肝损伤的危险因素有哪些？

（1）遗传因素：如药物代谢酶、药物转运蛋白缺乏。

（2）高龄。

（3）性别：女性对某些药物具有更高的易感性。

（4）妊娠：孕妇用药一定要谨遵医嘱。

（5）基础疾病：患有乙肝、丙肝或自身免疫性肝病的患者也会增加药物性肝损伤的易感性。

如何预防和治疗药物性肝损伤？

我国人口众多，临床不规范用药较为普遍。公众对药物性肝损伤的认识和警惕性十分欠缺，普遍认为传统中草药是草本植物，无毒无害，日常服用可以达到养生保健的作用。因此日常养生保健，不能完全相信某些民间"偏方、小广告"，盲目滥用药物，用药前需咨询专业的临床医生。

当出现腹胀、食欲下降、皮肤巩膜黄染等肝损伤的症状时也不要过分惊慌，可采取以下措施：

（1）及时停用可疑的导致肝损伤的药物，监测肝损伤恢复情况。

（2）前往正规医院就诊，排除其他可能导致肝损伤的因素，并积极治疗。

药物性肝损伤大多预后良好，停用致肝损伤药物后，95%患者可自行改善甚至痊愈。少数患者发展为慢性肝损伤，极少数进展为肝衰竭。

（刘志勇）

胆囊息肉，切还是不切？

胆囊息肉样病变是泛指胆囊壁黏膜突向胆囊腔内隆起性病变的统称，简称"胆囊息肉"。随着 B 超检查的普及，临床发现的胆囊息肉样病变呈现出越来越多的趋势。在我国成人体检结果中，胆囊息肉的超声检出率为 4.2%~6.9%。很多人拿到体检报告，看到"胆囊息肉"几个字一下子就慌了。

胆囊息肉严不严重，是否要手术治疗？

胆囊息肉分为假性息肉与真性息肉，前者比后者更常见。最常见的假性息肉是胆固醇假性息肉，此外也包括局灶性腺肌症和炎性假性息肉。假性息肉自身不具有恶变潜能，而真性胆囊息肉则可以是良性或恶性的。最常见的良性真性息肉是腺瘤，而恶性息肉通常为腺癌。

那么检查出胆囊息肉该怎样治疗？本文综合国内外最新指南共识针对哪些患者需要接受胆囊切除术、哪些患者需要随访以及随访时间等提出建议。

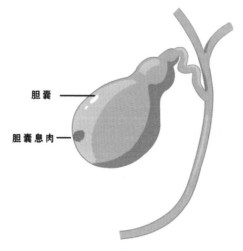

图 27　胆囊息肉示意

什么样的胆囊息肉需要切除？

（1）胆囊息肉样病变 ≥ 10 毫米，如果患者适合并接受手术，推荐胆囊切除术。

（2）胆囊息肉患者症状与胆囊相关，找不到其他原因，且患者适合并接受手术，建议行胆囊切除术。

（3）如果患者存在大小为 6~9 毫米的胆囊息肉样病变和一个或多个恶性肿瘤风险因素，且患者适合并接受手术，推荐进行胆囊切除术。风险因素包括：年龄超过 60 岁、原发性硬化性胆管炎病史、亚裔、无蒂息肉样病变（包括局灶性胆囊壁增厚 >4 毫米）。

哪些患者需要随访以及必要的随访频率和随访持续时间怎么制订？

如果患者有下列之一者建议在 6 个月、1 年，然后每年直至 5 年做随访超声检查：没有恶变危险因素且胆囊息肉 6~9 毫米；或有恶变风险因素，胆囊息肉 ≤ 5 毫米。

无恶变危险因素，且胆囊息肉 ≤ 5 毫米，建议在第 1 年、第 3 年

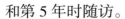

和第 5 年时随访。

随访期间胆囊息肉增加 ≥ 2 毫米，建议行胆囊切除术；随访期间胆囊息肉达到 10 毫米，建议行胆囊切除术；随访期间胆囊息肉消失则停止随访。

腹部超声是胆囊息肉基本的检查手段，不建议常规使用其他影像学检查。疑难病例可行替代性影像学检查手段（如增强磁共振、超声内镜等）。

所以查出胆囊息肉，大家不必太过担心，因为大多数是良性的，定期复查即可。但是，也有部分有癌变风险，应该引起足够重视，及时到肝胆专科就诊，一旦发展成为胆囊癌，预后很差。

（孙达龙）

切除胆囊后会有哪些不良影响，该如何应对？

胆囊切除术是胆石症、胆道感染、胆道肿瘤等疾病的常用治疗手段。了解胆囊切除术后的不良影响，并非否定胆囊切除术在疾病治疗中的必要性，而是使切除胆囊的患者更好地管理术后生活、提高生活质量、改善疾病的预后。

胆囊的作用

我们先要了解胆囊有哪些主要作用。在禁食期，胆囊能够浓缩并储存肝脏产生的胆汁。在进食后，胃酸和食物中的蛋白质、脂肪等刺激胆囊收缩，使胆汁排入十二指肠，参与食物的消化。

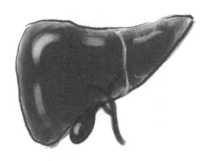

图28　肝脏和胆囊

胆囊切除术后的常见改变与症状

胆囊切除后，会出现胆总管部分代偿胆囊功能等生理变化，使消化系统协调胆囊切除后的变化。然而，仍可能出现一些不良影响。

1. 胆源性腹痛

正常情况下，禁食期，胆囊舒张容纳胆汁，位于胆总管末端的 Oddi 括约肌收缩使胆汁不流入肠道；进食后，胆囊收缩、Oddi 括约肌舒张，使胆汁排入十二指肠。胆囊切除术后，胆囊与 Oddi 括约肌的协调作用遭破坏，Oddi 括约肌痉挛，使得胆汁排出受阻，胆总管扩张、管壁张力增高，从而引起胆源性腹痛。

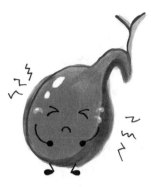

图 29　胆囊

胆源性腹痛常位于（右）上腹，表现为：①疼痛逐渐加重至稳定水平，持续 30 分钟及以上；②发作间歇期不等；③影响日常活动或需要就医；④可与排便不明显相关，改变体位或服用抑酸剂无好转；⑤可伴恶心、呕吐，可放射至背部或右肩背部，可于夜间发作。

2. 消化功能紊乱

胆囊切除后，胆汁不能有效浓缩和规律排放，容易造成腹胀、腹泻等消化功能紊乱症状。这主要是由于：胆汁持续进入肠道、未被吸收的胆汁酸增多，从而刺激肠黏膜分泌水和电解质、促进肠道蠕动；对脂肪消化吸收的效率降低，易造成脂肪泄；Oddi 括约肌功能障碍，胆道压力增高、胆汁排空减缓等。

3. 残余小胆囊、残余胆囊结石和胆总管残余结石

残余小胆囊和残余胆囊结石与自身结构变异、解剖困难或手术条件受限等因素相关。如术后再次出现右上腹疼痛、发热等胆囊炎症状，应提高警惕，及时就诊。

胆总管残余结石因术前漏诊或术中胆囊结石落入胆管等原因所致。如术后近期出现腹痛、发热、黄疸等胆管炎症状，应引起重视，及时就诊。

应对措施

（1）饮食：胆囊切除术后对脂肪、脂溶性维生素等的消化吸收能力减弱，要注意减少油脂的摄入，保证维生素（如蔬菜、水果）的摄取。提倡优质蛋白（如鱼、瘦肉、蛋、奶）饮食，规律进食、控制摄入总能量。

（2）胆源性腹痛：应及时就诊，排除其他器质性原因所致腹痛并进行对因治疗。

（3）消化功能紊乱：如出现腹胀、腹泻等消化功能紊乱症状，可遵医嘱使用药物治疗，如补充消化酶、促进胆汁排泄、肠道钙通道阻滞等。

（4）残余小胆囊、残余胆囊结石和胆总管残余结石：如出现腹痛、发热、黄疸等症状，应及时就诊治疗。

（施璇）

胰腺——小器官，大作用

胰腺是一个深藏于上腹部后方的低调的小器官，但却具有内分泌、外分泌的强大功能，为我们人体健康打着两份工，是个不容小觑的"狠角色"。

胰腺分为头、颈、体、尾四部。胰管位于胰实质内，通常主胰管与胆总管一起汇入壶腹，开口于十二指肠主乳头；副胰管短而

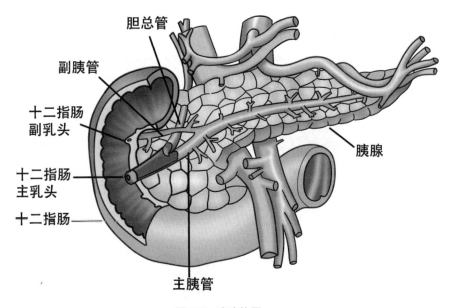

图 30　胰腺位置

细，位于胰上部，主要引流胰头上部分泌的胰液，左端连于主胰管，开口于十二指肠副乳头。

胰腺是如何做到内外兼修的？

胰腺内外兼修的强大功能分别是通过其内分泌腺和外分泌腺两部分实现的。

内分泌腺由大小不同的岛状细胞团——胰岛组成。每一个胰岛都包含至少4种细胞：B细胞、A细胞、D细胞和PP细胞。其中B细胞是胰岛的主要细胞，分泌胰岛素，起降低血糖，促进肝糖原的合成等作用。胰岛A细胞分泌胰高血糖素，可以促进肝糖原分解，使血糖升高。胰岛分泌的胰岛素和胰高血糖素互相反馈，像亲密无间的战友，协调控制血糖稳定在一个小的范围内。如果因为任何原因导致胰岛素绝对或相对不足，就会导致糖尿病。D细胞可以分泌生长抑素，PP细胞数量最少且不易辨认，可以分泌胰多肽。

外分泌腺由腺泡和腺管组成，是一个高效的消化工厂。腺泡分泌胰液，胰液中含有碳酸氢钠、胰蛋白酶、脂肪酶、淀粉酶等"秘密武器"。胰液通过胰管排入十二指肠。胰腺分泌大量的碳酸氢盐通过中和从胃来的盐酸保护十二指肠。胰腺分泌的消化酶则战斗力惊人，在消化蛋白质、脂肪和糖的过程中起到了"主角"的作用：胰腺蛋白酶消化蛋白质；胰淀粉酶帮助消化碳水化合物；胰脂肪酶消化脂肪。这些酶将我们吃进去的各种食物强力消化为小肠能够吸收的营养物质。

为"胰"消得人憔悴，警惕胰腺相关疾病

胰腺兼任消化和代谢两大功能，对我们人体的健康是如此重要，一旦闹起脾气，人体就会产生各种不适，比如胰酶分泌不足引起消化不良；甚至它会产生自毁程序，引起急性胰腺炎，是个名副

其实的"狠角色"。

1. 肿瘤

主要分为良性肿瘤和恶性肿瘤，发病较隐匿，以公认的"癌中之王"胰腺癌常见，其他还包括胰腺内分泌肿瘤、胰腺囊性上皮源性肿瘤、胰腺间叶组织肿瘤等。

2. 炎症性病变

分为急性胰腺炎和慢性胰腺炎，前者通常与胆石症、过量饮酒、高脂血症等发病因素有关，出现急性的腹痛、恶心、呕吐等症状；后者通常与遗传、酗酒、免疫异常等因素有关，患者可出现反复上腹部疼痛，胰腺内、外分泌功能不全等相关症状。

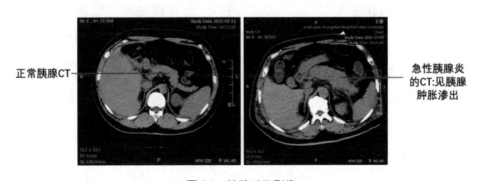

正常胰腺CT

急性胰腺炎的CT:见胰腺肿胀渗出

图 31　胰腺 CT 影像

温馨提醒

有时"胃痛"，不一定真是胃痛，需警惕藏在胃后方的胰腺相关疾病。

（孙达龙）

震惊！小小的细菌竟然和万癌之王有关

让不少人谈癌色变的"万癌之王"，毋庸置疑就是胰腺癌。胰腺癌作为一种恶性程度很高，诊断和治疗都很困难的恶性肿瘤，早期因为没有特异性的临床表现，仅仅表现为乏力、纳差、腹部不适等不典型症状，因此往往在发现的时候就已步入晚期。胰腺癌在世界范围内呈上升趋势，造成了很高的社会负担及疾病死亡率。胰腺导管腺癌则是最常见的胰腺肿瘤类型。

到目前为止，胰腺导管腺癌的病因复杂，可能和环境因素、遗传因素、饮食因素、慢性胰腺炎、肥胖等相关。一个有趣的研究表明，口腔卫生不佳或者牙周炎会增加胰腺导管腺癌的发生风险。这看似风马牛不相及的两件事，是否存在着不为我们所知的联系呢？

说到口腔卫生，就不得不提到口腔内的菌群问题。曾经有研究指出，口腔有炎症的人，冠心病发病率显著升高。究其原因，是由于肠道菌群影响了心脏的冠状动脉，增加了冠心病的患病风险。每个人的肠道内都定植着数以万计的菌群，肠道内的菌群关系到我们整个人的生命健康。不同的出生方式、喂养方式、年龄阶段、饮食结构与生活状态，都会造成肠道菌群的千差万别。在健康状态下，肠道菌群维持稳态，有益菌和条件致病菌保持平衡，当应激状态、疾病状态，甚至仅仅是过于劳累后，体内菌群就会发生紊乱，从而进一步导致疾病的进展。目前已有研究证实，肠道菌群的紊乱与炎症性肠病、大肠癌、脂肪肝、糖尿病、冠心病、儿童孤独症等密切相关。从市面上铺天盖地的益生菌产品可以看出，广大民众对肠道菌群的重要性已经有了一个初步的认可。

由于胰腺癌的症状不典型，常规体检项目（如腹部彩超）有时难以发现位置较深的胰腺疾病，目前美国食品药品监督管理局（FDA）唯一批准的胰腺导管腺癌的生物标志物是血清 CA19-9。但由于 CA19-9 敏感性和特异性有限，主要用于疾病监测，而不是用来筛查。2022 年，国际顶级杂志《肠道》（Gut）上发表了研究者对胰腺癌患者的肠道菌群研究。结果显示，胰腺导管腺癌患者的肠道菌群种类和丰度与健康患者存在显著差别。因此，我们大胆预测，在未来，我们也许可以通过对粪菌菌群的分析，早期筛查胰腺癌。个体菌群分析，还可以帮助制订个体化的肠道菌群治疗，有望延长胰腺癌患者的生存期。

（张丹瑛）

腹痛、消化不良，不一定是胃肠病，还需警惕慢性胰腺炎

患者老王："医生，我肠胃不好，常常肚子痛、不消化，您开点调理肠胃的药吧。"

医生小李："腹痛、消化不良，能具体说说吗，比如什么时候痛？有做过什么检查化验吗？"

患者老王："我平时喜欢喝酒，喝了酒或者吃油腻了好像更容易痛。前几天做了 CT 检查，好像说是有慢性胰腺炎，我觉得我就是肠胃不好，您就开点药吧。"

医生小李："腹痛、消化不良可不都是肠胃的问题啊，慢性胰腺炎也可以有这些症状，慢性胰腺炎用药与肠胃问题用药还是有所不同的……"

胰腺在哪里，有什么用？

胰腺长在我们的腹部后壁，位置大致与腰椎平齐，长 17~20 厘米，宽 3~5 厘米，厚 1.5~2.5 厘米，重 82~117 克，狭长，质地柔软，灰红色。

胰腺是人体第二大消化腺（最大的消化腺是肝脏），由外分泌部和内分泌部组成。外分泌部能分泌胰液，内含多种消化酶，可排泄

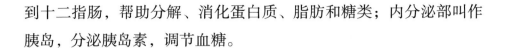

到十二指肠，帮助分解、消化蛋白质、脂肪和糖类；内分泌部叫作胰岛，分泌胰岛素，调节血糖。

什么是慢性胰腺炎，是怎么引起的？

慢性胰腺炎是胰腺组织结构和功能不可逆改变的慢性炎症性疾病。慢性胰腺炎的病因主要有以下几点。

（1）胆道疾病：胆囊结石、胆管结石、胆囊炎、胆道狭窄等。

（2）慢性酒精中毒。

（3）自身免疫因素。

（4）营养因素：可能与低脂肪、低蛋白饮食，硒、铜等微量元素缺乏，维生素 A、维生素 B_6 等不足有关。

（5）基因突变。

（6）甲状旁腺功能亢进等所致的高钙血症。

（7）高脂血症。

（8）吸烟、上腹部手术、急性重症胰腺炎等也可能与慢性胰腺炎相关。

得了慢性胰腺炎可能会有哪些不适？

慢性胰腺炎的表现轻重不一，可有食欲减退、腹胀、腹痛、腹泻、黄疸、血糖升高等。

所以，有相关病史及症状的朋友一定不能想当然地以为是消化不良、肚子痛，就自行服用"胃药"，这样有可能会贻误诊疗时机。有不舒服还是建议要找专业的医生来评估哦！

（邹燕婷）

处方笺

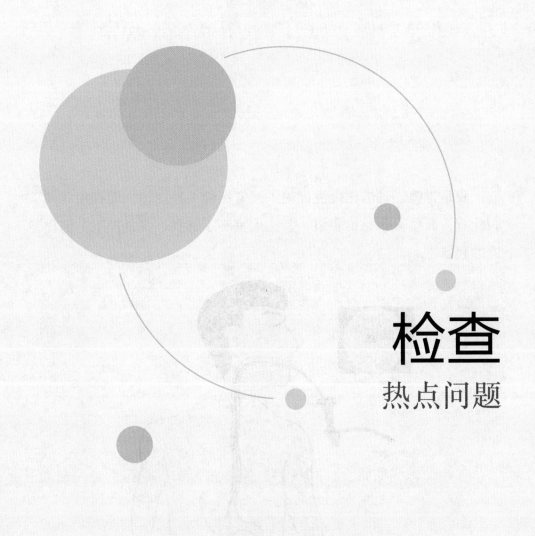

检查
热点问题

医师：_____

临床名医的心血之作……

我是胃镜，捍卫上消化道的主战军

我是胃镜，是消化内镜诊治中最常见的一种内镜。说到用我来做检查，有些人会觉得恐惧，其实大家不了解我，我是捍卫上消化道的利器。

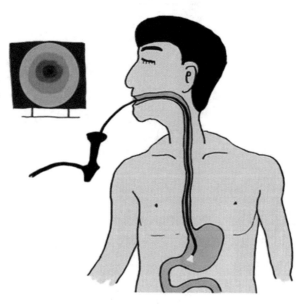

毛健坤 / 绘

图 32　胃镜检查

我通常由软管镜子和显示屏组成。我的软镜大概有 1 米长、9 毫米粗，在前端安装了一个"微型摄像机"，医生在用我做检查时，从被检查者口腔将我插入消化道，从而通过人体的咽、食管、贲门、胃、幽门、直到十二指肠球部和降部。我也可以整个镜身都是细的（5毫米左右），从被检查者鼻子进入体内检查，人们叫我经鼻胃镜、鼻胃镜或者超细胃镜。通过软管前端的"微型摄像机"，可以全面地观察人体上消化道有无病灶、炎症、溃疡、糜烂等情况，也可以观察上消化道蠕动、收缩等情况。通过活检，可以明确局部病灶的性质。

现在看到我的样子和功能都不错，但其实我的蜕变过程却异常艰辛，我一路走来经过了200多年的历史，人们不断将我改良完善。一开始我是硬管镜，就是通体硬硬的、直直的，而且还没有显示屏，操作医生觉得非常不方便，因为人体的消化道是弯曲的。后来我被改成半屈式的，这样操作似乎能方便些了，但是用这样的仪器来做检查，被检查者还是觉得非常痛苦。所以随着科学技术的进步，我的身体慢慢地变成了现在这种柔软的软管，外加显示屏，这种样式不但有利于操作，也减轻了被检查者的痛苦，因为越来越能被检查者所接受。

用我做检查可观察食管和胃等部位的情况，方便而准确。但也有不太适合用我做检查的患者，如身体极度虚弱不能耐受检查的、有严重的心肺疾病、精神有障碍不能配合检查者、怀疑有胃肠穿孔或腐蚀性食管炎的患者。

检查前，在日常工作中被检查者需禁食6小时及以上，禁水2小时，如果是做无痛胃镜，被检查者通常需要禁食8小时以上、禁水4小时以上。

用我做完检查并取活检者，如是咽部局麻，麻醉作用会让被检查者喉部有异物感，很多人会有咳痰的反射，此时请不要用力去咳，以免损伤了咽喉部黏膜，等麻醉作用消退，此情况即会好转。一般检查后2小时后可以进温凉半流质食物，3天内避免进食较热、较硬的、辛辣的刺激性食物，以免引起胃黏膜的不适。如是无痛麻醉，术后注意防止跌倒、坠床，需有人陪护，回家时不要开车，不要操作大型机器等。如没有取活检，2 小时以后可恢复正常饮食。另外用我做检查后，被检查者会有可能出现轻微的腹胀、腹痛，不要紧张，这是因为用我做检查时需要注入气体，待气体排出体外，这些不适症状就会消失。但如果出现持续上腹部疼痛不能缓解，需到医院就诊。

另外，用我做检查取得活组织做病理报告也非常重要，需要您在规定时间内来院拿取，如有异常时，需及时去门诊就诊，继续后续治疗。

（沈月红）

我是结肠镜，捍卫您的结直肠健康

我是结肠镜，我的样子和前面的胃镜相似，我的软管镜子前端也安装了一个"微型摄像机"，能够通过肛门或者造瘘口进入肠腔。

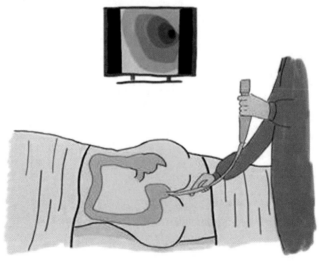

毛健坤 / 绘

图 33　结肠镜检查

我可以对大肠进行检查，包括不明原因的消化道出血、慢性腹泻等，并对可疑病变进行组织活检，也可以对大肠的一些病变进行治疗，如结肠镜下息肉切除、内镜下的止血等。简单地说，我是由带有"微型摄像机"的软管镜子及显示屏组成。

我身体的长度有多种类型，临床上有 1.3 米、1.6 米、2.0 米等不同长度，临床医生会根据被检查者的身高、胖瘦等进行选择。我能够观察及进行治疗的范围包括直肠、乙状结肠、降结肠、横结肠、升结肠、盲肠及末端回肠。

用我做检查及治疗，被检查者不是禁食几小时就可以，而是需要先给肠子洗个澡，把肠子洗干净，因为如果肠子没有洗干净，我在肠子里的视野就看不清楚，很容易造成漏诊。因为给肠子洗澡有很多注意事项，后续会有专门的章节进行讲述。另外肠镜检查治疗后，一般会有活检或切下来组织的病理报告，要记得及时取回并至门诊咨询，以便后续治疗或随访。

（沈月红）

结肠镜的发展史（一）

　　人类探索自身体内奥秘的兴趣丝毫不亚于探索周围环境奥秘的兴趣，内窥镜就是人类窥视自身体内器官的重要工具。古希腊名医，有着医药之父之称的希波克拉底（Hippocrates，约公元前 460-前 370 年）曾描述过一种直肠诊视器，该诊视器与我们今天所用的器械十分相似。类似的诊视器还发现于庞培遗迹，这些诊视器曾被用于窥视阴道与子宫颈，检查直肠，并用于检视耳、鼻内。当时进行这些检查时利用的是自然光线。

　　今天，我们来认识一下硬式内镜、肠内照相机和纤维内镜。

硬式内镜

　　内镜的真正发展起于近代，1807 年德国的博齐尼（Bozzini）制造了一种以蜡烛为光源的用于观察膀胱与直肠内部的器械，由一花瓶状光源、蜡烛和一系列镜片组成，他将其称为"LICHTLEITER"，虽然"LICHTLEITER"从没用于人体，博齐尼仍被誉为内镜的第一个发明人。第一次将"LICHTLEITER"运用于人体的是法国外科医生德索尔莫（Desormeaux），因此他被许多人誉为"内镜之父"，他的"LICHTLEITER"是以烧煤油和松节油的灯为光源。

1895 年美国的凯利（Kelly）成功研制了带有闭孔器的金属管式直肠乙状结肠镜，镜管延长至 35 厘米，采用电灯额镜反射光源技术。1899 年彭宁顿（Pennington）研制了可使肠腔充气扩张的乙状结肠镜，更清晰地观察肠腔。在此基础上，1903 年德国的斯特劳斯（Strauss）将电光移至腔内照明，进一步改进制成现代沿用的直肠、乙状结肠镜。至此大肠内镜趋于完善并有其较高的临床实用价值。但是由于其为金属硬质内镜，仅能插入 30 厘米以下的直肠、乙状结肠，观察范围有限，并发症也较多。

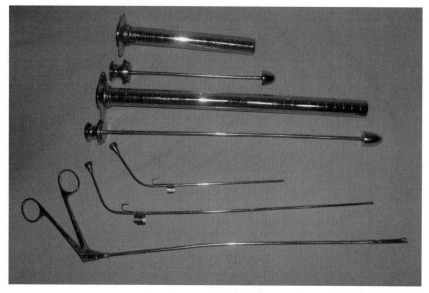

图 34　结肠镜的发展

肠内照相机

1957 年，日本学者松永在胃内照相机的启发下，研制了结肠内照相机，因为结肠内照相机是盲目插入，很难通过转角很大的乙状结肠。尽管肠带牵拉法的发明能将照相机拉至回盲部，但是成功率非常低，也给被检查者带来很大的痛苦，加上盲目照相遗漏病变的概率较多，未能在临床上得到广泛使用。

纤维内镜

1957 年美国的希尔朔维茨（Hirschowitz）和他的研究组制成了世界上第一个用于检查胃、十二指肠的光导纤维内镜原型并在美国胃镜学会上展示了自行研制的光导纤维内镜。使内镜跃进到可曲纤维光学内镜的新时代，也促进了纤维结肠镜的研制。1963 年美国的图雷利（Turell）首先报道了纤维结肠镜的样机，同年日本尾芝（Oshiba）与 Watanale 生产了 Machida 初期的纤维结肠镜，而美国的奥弗霍尔特（Overholt）研制的 ACMI 纤维结肠镜也问世，德国 Wolf 等光学公司也制成了不同类型的可供临床应用的纤维结肠镜。早期的纤维结肠镜操作和插入是很困难的，通过不断的实践和改善，现代的纤维结肠镜均为直视型。镜头端上下成角 170°~180°，左右成角 140°~180°，照明采用纤维导光的冷光源。近年设计的新型小口径的纤维结肠镜软管部分直径仅 10.0~11.5 毫米，具有插入方便、痛苦小的特点，适合小儿及年老体弱者检查。

依据镜身的长度将纤维结肠镜分为短型，即纤维乙状结肠镜，长度为 55~76 厘米，适用于直肠、乙状结肠检查；中型，长度为 95~110 厘米，适用于左半结肠检查；中长型，长度为 140 厘米左右；长型，长度 160~190 厘米，适用于全结肠检查。

目前各型纤维结肠镜均可以拍摄彩色照片、刷取细胞和进行活组织钳取，方便进一步做细胞学检查或组织病理学检验。为了教学和会诊的需要，可将教学镜安装在目镜上，供两人同时观察。近来又将闭路电视安装在目镜上，将电视信号传至监视器，可供多人共同观察并同时录像。

（胡健卫）

结肠镜的发展史（二）

我们继续来看结肠镜的发展史，来认识电子内镜和超声内镜。

电子内镜

1983 年美国 Welch Allyn 公司研制并应用微型图像传感器（Charge Coupled Device, CCD）代替了内镜的光导纤维导向术，宣告了电子内镜的诞生——内镜发展史上另一次历史性的突破。电子内镜主要由内镜（endoscopy）、电视信息系统中心（video information system center）和电视监视器（television monitor）3 个主要部分组成，另外还配备一些辅助装置，如录像机、照相机、吸引器以及用来输入各种信息的键盘和诊断治疗所用的各种处置器具等。它的成像主要依赖于镜身前端装备的 CCD，CCD 就像一台微型摄像机将图像经过图像处理器处理后，显示在电视监视器的屏幕上。它比普通光导纤维内镜的图像清晰，色彩逼真，分辨率更高，而且可供多人同时观看。随着电子结肠镜的推出及临床插镜技术的不断提高，单人操作也可以完成整个操作过程，插入回盲部的成功率达到 99%，所用时间也缩短至 10 分钟，大大地推动了结肠镜的发展，也扩大了对大肠疾病的诊治范围。由于电子内镜的问世，给百余年来内镜的诊断和治疗开创了历史新篇章，在临床、教学和科研中发挥出它巨大的优势。

超声内镜

为了克服超声波本身对骨性及气体界面不易通过的特性，弥补体表探测时出现盲区及内镜检查的某些局限性，进一步提高深部脏器如胰腺、胆总管下部及肝门部病变的诊断率，内镜、超声探测仪联合装置——超声内镜（Endoscopic ultrasonography，EUS）开始登上历史舞台。

1977 年日本学者久永光道等人开创了在前端装有超声探头的内镜，经食管探测心脏；1980 年在汉堡召开的第四届欧洲胃、十二指肠内镜大会上，德国的斯特罗姆（Strohm）等报告了应用超声内镜检查 18 例患者并获得胰腺及小胰癌超声图像的论文，他们采用的是将日本 Aloka 公司的超声探头紧密结合在 Olympus 公司的 GF–B3 型侧视内镜的头端所构成的超声内镜，这是一种放射状扇形超声内镜的原型，而来自美国的 Dimago 等介绍了一种线形超声内镜的原型。随后 Tsuyoshi 等人及 Olympus、Aloka、町田、东芝等公司对超声内镜又进行了一系列的改进，从此超声内镜主要应用于以下 3 个方面：①诊断消化管黏膜下异常，如诊断黏膜下肿瘤及其浸润的深度等；②食管、胃、结直肠、胰腺及胆管癌的术前 TNM 分期诊断；③诊断胰腺内分泌及胆管结石。

近年随 CCD 技术的进步，电子内镜也不断改进，出现了高分辨电子内镜、放大电子内镜、红外线电子内镜等。目前超声内镜探头频率为 7.5~12 兆赫，可根据不同目标转换使用，镜身也已轻量化，并出现一种可通过活检管插入腔内进行局部扫描的微型超声探头（直径为 2 毫米）。纤维内镜技术也在不断发展，现已能制成极细的内镜，轻量化的纤维内镜摄像接头已广泛应用，为内镜治疗的进一步开展创造了条件。另外，内镜辅助设备也在不断改进。

据《大地》2001 年第 14 期报道，为了提高普通的内镜探头的灵敏度，美国麻省理工学院与哈佛大学的研究人员把一种表面布满小点的乳胶泡沫涂在普通的内镜探头上，当这种特殊的探头进入人体后，碰到人体内的肿块或其他器官组织时乳胶泡沫就会变形，从而使其表面上小点的位置发生改变，这时与探头相连的微型摄像机会把乳胶泡沫上小点位置的变化情况记录下来，并通过电脑在显示屏上准确地反映出人体内血管的搏动和一些不易发现的肿块的情况，使内镜手术的质量得到很大的提高。另外国外已开展有关"智能内镜"和自我推进内镜方面的试验，将来的目标必将会发展成为遥控诊断仪器（即只需吞咽后检查）。

另外值得一提的是 CT 仿真结肠镜的出现，CT 仿真结肠镜（computed tomographic colography，CTC）是先进的计算机科学与现代医学影像学结合的一种无创性虚拟现实的检查手段。CTC 利用特殊的计算机软件将螺旋 CT 容积扫描获得的图像数据进行处理，重建出大肠的内表面立体图，从而达到结肠镜检查的效果。因无创，易被患者接受，有着广阔的临床应用前景。

（胡健卫）

我是胶囊内镜，小身材大功能

我是胶囊内镜，很多人可能听说过，但对我不是很了解，今天我就简单地介绍一下自己，让大家减少对我的好奇。

我也是消化内镜的一种，我的形状就像一颗胶囊，大小就如一粒花生，我属于一次性的用品。我的身体里很奇特，内装有闪光装置和摄影芯片。当人们经口把我吞服后，我就进入了人体消化道内，并且一路进行图像拍摄。当人们用我做检查时，他们在吞服我前会穿上相应的马甲。马甲上有感应器和数据记录仪，在消化道内摄到的图像会传输到它们那里，医生在办公室的电脑上就可以获取相关数据图像信息，然后进行分析。

我被吞服后一路经过食管、胃、小肠、大肠、直肠、肛门，最后经过粪便排出体外。通过我，可以看到全消化道内的情况。在平日里，如果医生怀疑被检查者是食管和胃等地方有问题，可能会建议做胃镜检查。如果是怀疑被检查者大肠有问题，可能建议做肠镜检查。因为用我做检查相对费用高，而且胃镜、肠镜完全可以非常清晰地发现这些部分的问题。但是人体的小肠很长很细，它约有4~7米长，做小肠镜难度大，过程也非常痛苦，这时用我来做检查就非常方便，而且没有什么痛苦，因为我是一次性使用，也不用担心会有什么交叉感染。所以当出现一些不明原因的消化道出血、其他检查提示可能小肠有疾病问题等情况时，我完全可以帮到忙。当然作为全消化道的体检，我也是一个非常不错的选择！

虽然我不错，但并不是所有人都能用我来做检查，比如已经知道或者怀疑胃肠道有梗阻，有狭窄、巨大的憩室的患者；比如胃肠道严重动力障碍者、有吞咽困难者等；比如被检查者身上有植入医学仪器如心脏起搏器、除颤器等（如经专业人员认定，植入物在技术上与我确实不会相互干扰，在心电监护下也可用我来做检查）。

用我做检查也有一定风险，虽然概率极低，但确实也会存在。比如我在消化道内出不来了，可能是被肿瘤等卡住，也有可能是某些地方路太窄，我无法通过；有时我甚至还会导致肠穿孔；有时受检查者自身医学植入仪器的干扰，无法读取数据。所以在用我做检查时，要将自己的情况如实告诉医生，如果是用我做检查禁忌证范围内的就不能做。

用我做检查，一般检查前一日 18 点后不进食，20 点开始口服全胃肠灌洗的泻药，22 点后连水也不能喝了。检查当天，检查开始后 2 小时可以喝水，4 小时后可以吃些简餐。需要说明的是，如果被检查者是吸烟者，检查前的 24 小时请不要吸烟。一般用我做检查的前 20 分钟，服祛泡剂会让我拍摄视野变得更好。被检查者吞服我时，请不要用牙咬我，以免把我弄坏了。我在被检查体内可能有 6~8 小时，所以一定不能着急，这期间被检查者可以自由走动，但不要剧烈运动，也不要过多弯腰屈体。不要乱动与我匹配的"马甲"，不要接近强电磁源区域，因为会影响我正常数据的传输与接收。如果吞服我之后有腹痛、恶心、呕吐等不适症状，需要及时与医生联系。在我认真工作 6~8 小时内，请被检查者留意数据包上的指示灯是否有异常，如果有异常要及时告知医生。另外，如果我没有排出体外，不能做 MRI 检查，否则会对被检查者造成伤害。

当我被排出体外或者电池用尽时，说明我的工作已经结束了。被检查者需要及时将带有我上传相关信息的数据包，交给医生并告知他们我排出体外的时间。如果在一个星期内被检查者都无法确定我是否排出体外，也不用紧张，可以用腹部 X 线片来明确我在不在体内。检查结束后，被检查者就可以正常吃东西了。

当然，用我做检查也不是十全十美，我也有缺点，如我的视野不够宽阔，视野角度最大仅为 140°，视距较短，对较大及较远的病灶和扩张的肠壁较难观察。还有我的拍摄都是随机的，没有较强的针对性。另外我不能做活检与治疗，这点我确实不如普通的胃镜和肠镜检查，这些缺点被检查者也一定要了解。

（沈月红）

哪些人需要做胶囊内镜?

胶囊内镜,因形似胶囊而得名,全称为"智能胶囊消化道内镜系统",又称"医用无线内镜"。胶囊内镜是通过借助胃肠道蠕动使之在消化道内移动,并利用其前端的镜头拍摄图像,图像通过传感器传输到受试者随身携带的一个记录装置上,医生通过查看这些图像,了解受试者的整个消化道的病变情况,从而对其病情做出诊断。

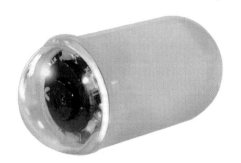

图 35　胶囊内镜

现在的胶囊内镜可以对全消化道进行分段检查。小肠是消化道最长的器官,小肠疾病起病隐匿,病变部位深,运用小肠镜检查操作困难,食管和胃的病变可以通过胃镜进行检查,结直肠的病变可以通过结肠镜进行检查,所以目前胶囊内镜主要用于对小肠进行检查。

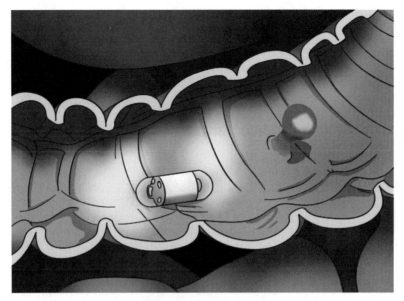

图 36　胶囊内镜在小肠内

那么哪些人需要做胶囊内镜呢？这就要谈到胶囊内镜的适应证和禁忌证了。其中，禁忌证分为绝对禁忌证和相对禁忌证，绝对禁忌证是指在任何条件下检查都不允许进行，相对禁忌证是指在某些条件具备的情况下检查是可以进行的。

一般来说，小肠胶囊内镜的主要适应证有以下几个。

（1）不明原因消化道出血及缺铁性贫血。

（2）监控小肠息肉病综合征的发展。

（3）监测非甾体抗炎药相关性小肠黏膜损害。

（4）疑似克罗恩病或监测并指导克罗恩病的治疗。

（5）疑似小肠肿瘤。

（6）疑似或难以控制的吸收不良综合征（如乳糜泻等）。

（7）临床上需要排除小肠疾病者。

胶囊内镜的禁忌证有以下几点：

（1）绝对禁忌证：无手术条件或拒绝接受任何腹部手术者，因为一旦胶囊滞留将无法通过手术取出。

（2）相对禁忌证：已知或怀疑胃肠道梗阻、狭窄及瘘管；心脏起搏器或其他电子仪器植入者；吞咽障碍者；孕妇。

那么胶囊内镜有哪些优缺点呢？无创伤、无痛苦、操作简便是其优势，但其也有局限性，胶囊内镜运行依赖胃肠道的自身蠕动，而且非360°视角，不可避免地存在一定的拍摄盲区，其不能按照医生的意愿观察病变位置，医生只能通过其所拍摄的图片进行分析。目前市场上的胶囊内镜还不能对病变位置进行活检，不过相信随着科技的发展，这个问题很快就会被解决。

（余湘南）

胶囊内镜可以代替胃镜吗?

什么是胶囊内镜?

胶囊内镜是一种非侵入性检查,它可以对全胃肠道进行简便快捷的、无创的、连续的可视检查。胶囊内镜安置有闪光装置和摄影芯片,检查时患者会穿上"马甲",喝一小口水将胶囊吞服后,就可以开始消化道的图像拍摄。

它就像一辆小小的"公交车",随着肠蠕动的作用,一路经过食管、胃、小肠、大肠、直肠、肛门,最后随粪便排出体外。同时,我们不需要再去寻找排出的胶囊,因为它是一次性物品,"马甲"上的感应器和数据记录仪已经把胶囊拍摄的图像传输给了医生。

所有人都可以做胶囊内镜检查吗?

胶囊内镜虽然便捷、无创,但不是所有人都能用来做检查。比如胃肠道梗阻的患者,或者有胃肠道严重动力障碍者、有吞咽困难者,另外如果体内有心脏起搏器或置入其他医学仪器的患者,也可能引起相互信号干扰。

胶囊内镜可以代替胃镜吗?

不可以，胶囊内镜可以发现病灶的大致部位和大致形态的改变，但不受人为控制，不能像胃镜那样调节角度仔细观察，也不能取活检，它更适用于作为诊断小肠疾病的重要工具，所以胃镜检查才是诊断胃癌的"金标准"。

（汪学非）

做胃镜检查之前我该做哪些准备？

随着人们生活节奏的加快、社会竞争的日益激烈，我国患消化系统疾病的人群逐年增多，消化系统疾病已成为一种危害人们身体健康的常见病及多发病。

只要出现上消化道不适的症状，都可以通过胃镜检查确定疾病的发病原因。但是要想提高检查结果的准确性，需要根据医生的建议做好检查前的相关准备，只有这样才能保证胃镜检查顺利进行，避免误诊误治的情况发生。那么，对于想要做胃镜的患者来说，检查前需要做好哪些准备呢？

做好全身检查

有些人由于身体某些原因并不适合做胃镜检查，例如患有严重心脑血管疾病，或有严重出血倾向的人都不适合进行胃镜检查。所以，在做胃镜检查之前要做一下全身检查，检查项目主要包括血常规、血凝血功能和心电图等，当做完以上检查并确认身体状况适合进行胃镜检查后，才可以预约做胃镜检查。

保持空腹

检查前一晚，应吃容易消化的食物；检查前至少空腹 6 小时以上；检查当日不吃早饭，不喝水，不服用药物。如反复恶心、呕吐就诊者，应当空腹 12 小时以上。

做好心理准备

做胃镜检查前还需要做好心理准备，不要紧张，也不用过分担心，只有放松才能配合医生更好地检查，提高检查结果准确性。

麻醉配合

为了使胃镜能顺利通过咽部，做普通胃镜检查前，检查人员通常会将麻醉药物喷洒于患者咽部或让患者口服麻醉药物进行咽部局部麻醉，请您予以配合。

如果选择的是无痛胃镜检查，那么在检查之前需要进行静脉麻醉。静脉麻醉前一般都需要做心电图检查，有严重高血压、糖尿病或严重心肺疾病的患者应告知麻醉医生，以便麻醉医生进行评估。无痛胃镜麻醉时间比较短，大多数人在麻醉后 10 分钟左右就会醒来，醒来后医生需观察半小时左右，如无不适就可以离开了。

检查时配合

检查当天穿着要舒适、宽松，检查前松开领口及腰带，取下假牙及眼镜，在检查床上取左侧卧位，面向操作医师。当感觉到胃镜进入口腔后应该尽量放松，胃镜头端进入咽部时会出现恶心感，此时可配合操作医师做吞咽动作，待胃镜进入食管后应尽可能放松，有节奏地做缓慢深呼吸动作。如有无法忍受的不适感，可用手势向医生或护士示意，以便采取必要措施。

胃镜检查前一定要做好这些相关准备，否则的话可能会影响胃镜检查结果，出现误诊误治的情况。另外还要特别提醒患者们一点，胃镜检查会损伤胃黏膜，检查后需要注意科学饮食，多以流质易消化食物为主，少吃辛辣刺激性食物，以免加重胃黏膜损伤，引起不必要的健康危害。

（倪小红）

肠镜检查前的肠道准备

肠镜是目前大肠疾病诊治中最常用和有效的手段。不过，肠镜检查是一种侵入性的检查措施，需要患者的肠道内没有粪便残留，这就需要口服泻药来清洁肠道。

如果肠道准备不充分，轻则增加操作时间和难度，重则会遗漏病变；若实在太差，则需要重新检查，浪费时间，费用加倍，实在是划不来。

下面，给大家来说一说，肠镜检查前的肠道准备和注意事项。

口服泻药

检查前服用泻药是最常用、最可靠的方法。如未泻而采用清洁灌肠法，即使是高位灌肠 3~4 次，通常也只能清洁左半结肠。此外，检查前做些饮食上的准备对清洁肠道也有好处。

常见的服用泻药方法有：口服聚乙二醇电解质法和口服磷酸钠盐

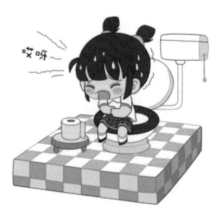

图 37　腹泻

电解质法。

（1）口服聚乙二醇电解质法常见的有口服"和爽"和"舒泰清"两种。

和爽：是以聚乙二醇 4000 和硫酸钠为主要成分，并配以氯化钠、氯化钾、碳酸氢钠等物质制成的一种复方散剂，清肠效果好且不会破坏体内水、电解质平衡，也不会令肠内菌群失调。每大包溶解于 1000 毫升温开水中，搅拌均匀，分次服用，1 小时内服用完毕。第二小时再重复 1 次，喝下另外 1000 毫升。大部分人服用 2000 毫升即可完成肠道准备，少数患者或有便秘者可能需要口服第三包才能完成。服用泻药以八分饱为度，不要过饱，以免引起呕吐。如药物已服完，但大便仍有残渣，可再服温开水或糖盐水，直至排出无渣水样便时可停止喝水。

舒泰清：是聚乙二醇 4000 与电解质的复方制剂，将一盒舒泰清（6 包 A 剂 +6 包 B 剂）溶于 750 毫升温开水中，搅拌均匀，于 45 分钟内分次口服完毕。重复上述过程口服第二盒及第三盒。大部分人口服三盒即可完成肠道准备，少数患者或有便秘者可能需要口服第四盒才能完成。大剂量服用本品（1500~3000 毫升）时，可以起到清肠的作用，一般表现为排便次数增加，排便可呈水样，属于服药后的正常反应，非病理性腹泻。

（2）口服磷酸钠盐电解质法。

取磷酸钠盐电解质药物，加入温开水中，于检查前晚口服，半小时内喝完；20 分钟后再取 1 瓶，用法同上。注意观察大便的清洁度，以排出清水样大便为最佳（淡黄色水样便也可）。如药物已服完，但大便仍有残渣，可再服温开水或糖水或糖盐水，直至排出无渣水样便时。磷酸钠盐电解质的口感略优于聚乙二醇电解质，而且饮水量略少。

检查前准备（上午检查者）

检查前一天中午进食少渣易消化的半流饮食，不食绿色蔬菜、西红柿、西瓜、火龙果等带渣带籽的食物及水果。

检查前一天晚上只能进食流质饮食（如牛奶、豆浆、羹、汤等），餐后服用清洁肠道泻药，服用清肠剂前后及服药期间可加喝清水，或葡萄糖水，或清汤等透明无渣液体，禁忌服用咖啡、西瓜汁、橙汁等有渣流质。

一般来说，口服泻药时间在检查前6~8小时是比较理想的，效果较好的，因此检查者可根据检查时间推算口服泻药时间，但因夜间口服泻药影响睡眠，检查者也可在睡前尽量晚的时间口服，例如晚上10点开始口服泻药。

检查当天早上禁食、禁饮。需服抗高血压等药物者，起床后用少量水送服。

因半夜口服泻药影响睡眠，所以现在有越来越多的检查者选择在下午进行肠镜检查，上午口服泻药，下午进行检查，这样可以尽量减少肠道准备对睡眠的影响。

检查前准备（下午检查者）

检查前一天晚上进食少渣易消化的半流饮食，不食绿色蔬菜、西红柿、西瓜、火龙果等带渣带籽的食物及水果。

检查当天早上只能进食流质饮食（如牛奶、豆浆、羹、汤等），餐后服用清洁肠道泻药，服用清肠剂前后及服药期间可加喝清水，或葡萄糖水，或清汤等透明无渣液体，禁忌服用咖啡、西瓜汁、橙汁等有渣流质。

检查者也应根据预约的检查时间推算口服泻药时间，一般来说，提前6~8小时是比较理想的，同时也不会影响无痛检查时麻醉的选择。例如，大部分患者可以在检查当天早上 6 点吃一些流质的早餐，然后在 7~8 点开始口服泻药，在家中完成肠道准备后前往医院，开始下午的检查。要注意的是，口服泻药后是不能再进食的，中午也不能吃午餐。

其他注意

便秘者于检查前进低脂、少渣半流质、流质饮食 1~2 天，特别强调术前 2 天内不能进食蔬菜、水果等。检查当天或前一天根据要求口服清洁肠道药物。如果清肠效果不理想，可立即再饮泻药或重新准备。部分肠道清洁不理想的受检者可选择大肠水疗或清洁灌肠辅助清洁肠道。

还有一点需要引起注意的就是口服泻药后应尽量饮水，一方面可以补充大量腹泻造成的体液丧失；另一方面可以增加液体容量，使肠道清洁度增强。

不过，肠镜诊疗前 6 小时不能再喝水，以防止诊疗过程中患者呕吐。

（胡健卫）

结肠镜检查适应证

近年来，随着内镜技术的不断发展，在大肠疾病诊断的准确性上大大提高，通过结肠镜可以对大肠进行直观而确切的检查，对可疑病变进行活检，这是钡剂灌肠等检查所无法比拟的。此外，内镜下治疗也成为未来微创外科发展的方向，有取代部分外科手术的趋势。但是，不管是出于诊断还是治疗目的，结肠镜检查都有潜在的风险，必须严格掌握其适应证和禁忌证。规范的利用结肠镜是安全、有效地进行检查的重要保障。

下面，介绍结肠镜的适应证。

原因不明的下消化道出血

便血是下消化道最常见的症状之一。临床上经过一系列传统的检查，仍无法明确出血原因者，即称为原因不明的下消化道出血。结肠镜是明确下消化道出血原因的重要检查手段。大肠疾病如大肠炎性疾病、大肠癌、息肉、血管畸变等多数以出血为主要症状，通过结肠镜检查，可以做出准确的诊断。急性出血的患者进行结肠镜检查，也能迅速明确诊断，并可以在内镜下进行止血治疗。部分病例虽然发现大肠病变，但是否为便血原因，通过结肠镜检查也可以明确诊断。所以

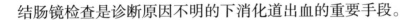

结肠镜检查是诊断原因不明的下消化道出血的重要手段。

原因不明的腹泻

慢性腹泻是结肠炎性疾病的常见表现，其他疾病如肠功能紊乱、右半结肠肿瘤等也会有相似的症状。结肠镜检查结合活组织病理学检查，不仅能够明确病变的性质，还能估计病变的程度、范围，为下一步的临床治疗提供足够的依据。

结肠息肉、早期癌的诊治

结肠镜检查的一个最大优点是通过内镜对大肠息肉及早期癌进行治疗。目前采用高频电切法治疗大肠息肉及早期癌已基本取代了外科手术治疗，既减少了患者的痛苦，避免了开腹手术的风险，又降低了医疗费用。由于大肠腺瘤性息肉有恶变的风险，切除息肉并将之完整送检病理是非常重要的。对于早期大肠癌患者，可在内镜下行 EMR 或 ESD 术，同样可以达到根治的目的，尤其适用于有手术禁忌证的患者。

钡剂灌肠发现异常，需进一步明确诊断

目前钡剂灌肠检查仍是诊断肠道疾病的重要手段，但是由于肠道准备或生理性痉挛等干扰因素，X 线片上表现为龛影、黏膜破坏或狭窄等病变性质无法确定，尤其是在乙状结肠等肠道转折处，更容易漏诊和误诊，通过结肠镜检查，可以对钡剂灌肠异常的患者进行鉴别诊断，还可以发现一些微小或早期病变，以弥补钡剂灌肠检查的不足之处。

原因不明的低位肠梗阻

随着大肠癌发病率的增加，大肠癌造成的梗阻已经成为低位肠

梗阻的主要原因。低位肠梗阻的患者，除了常规的胃肠减压缓解症状外，可以考虑行结肠镜检查，不但可以明确梗阻的原因，如大肠癌、回盲部结核、Crohn 病等，还可以在内镜下对乙状结肠扭转复位。另外，对大肠癌导致的肠梗阻患者放置肠梗阻导管或支架，可以缓解患者的梗阻症状，避免急诊行造瘘手术，为一期行大肠癌根治术创造了条件。

腹部肿块无法排除大肠及末端回肠疾病

结肠肿瘤、Crohn 病、肠结核、阑尾脓肿和肠套叠等均可形成肿块，结肠镜检查有助于明确诊断和鉴别肿块是否来自结肠，女性患者应排除妇科盆腔疾患。

大肠癌普查

国外对大肠癌的普查相当重视，近几年来，随着国内饮食结构的改变以及其他的理化因素，大肠癌的发病率逐年提高，大肠癌 5 年生存率和 Dukes 分期密切相关。因此，大肠癌的普查也越来越受到国内人士的关注而得以深入开展。有国内报道体检大肠癌的检出率高达 4%，可见通过结肠镜的普查，有利于早期发现、早期治疗大肠癌，这对患者的预后是非常重要的。

其他内镜下治疗

通过结肠镜检查，采用高频电凝疗法，可对较小的黏膜血管病变进行治疗，结肠静脉曲张出血，可用 1% 乙氧硬化醇注射止血，对于黏膜少量渗血，可直接喷洒止血药物，对结肠的良、恶性狭窄可行内镜下扩张、支架放置等治疗。此外，对结肠扭转、肠套叠复位及结肠异物取出等均有较好的治疗效果。

（胡健卫）

结肠镜检查禁忌证

近年来，随着内镜技术的不断发展，在大肠疾病诊断的准确性上大大提高，通过结肠镜可以对大肠进行直观而确切的检查，对可疑病变进行活检，这是钡剂灌肠等检查所无法比拟的。此外，内镜下治疗也成为未来微创外科发展的方向，有取代部分外科手术的趋势。但是，不管是出于诊断还是治疗目的，结肠镜检查都有潜在的风险，必须严格掌握其适应证和禁忌证。规范的利用结肠镜是安全、有效地进行检查的重要保障。

前面一节我们讲了哪些疾病适合结肠镜检查，本节我们来看下结肠镜检查的禁忌证。

（1）严重心肺功能不全、可能出现心脑血管意外者，休克、腹主动脉瘤、急性腹膜炎、肠穿孔、极度衰弱、不能耐受术前肠道准备及检查者等均属禁忌。

（2）妊娠、月经期及大量腹水患者，腹腔内粘连、慢性盆腔炎等患者如必须检查时，有经验的术者可以小心进行。

（3）重症溃疡性结肠炎、多发性结肠憩室患者应看清肠腔进镜，勿用滑进方式推进结肠镜。

（4）曾做腹腔手术尤其盆腔手术或曾患腹膜炎者，有腹部放疗史者进镜时宜缓慢、轻柔，发生剧痛时应终止检查，以防肠壁撕裂、穿孔。

（5）精神病患者及不能配合检查者，常规结肠镜检查为禁忌，但无痛苦结肠镜技术下可顺利完成检查或治疗。

随着结肠镜更新发展和检查技术不断进步，禁忌证相对减少，如 Miles 术后，现已采用经结肠造瘘口插镜，又如对腹部手术后肠粘连，在技术熟练后可放宽适应范围，而且尚可用于肠粘连整复。

因此，上述禁忌证为相对的、暂时的，随着时间的推移，设备和技术的改进，适应证范围将不断放宽、扩大，相应的禁忌证范围将缩小。

（胡健卫）

无痛内镜检查是否会让人变笨？

胃肠镜检查是消化道疾病常用的检查手段。而面对胃肠镜检查，人们常和"痛苦""难受""能不做就不做"联系在一起，这不仅可能延误病情，也可能会导致早期消化道肿瘤无法得到及时的发现。因此，"无痛化"内镜的需求日益增加。

什么是无痛化内镜？无痛化内镜是指通过镇静及麻醉药物等技术手段，消除或减轻患者在消化内镜诊疗过程中的痛苦，从而提高患者对消化内镜的接受度，同时能使内镜医生更顺利地完成诊疗过程。

显而易见的是，常规内镜诊疗中，不但患者本人遭罪，内镜医生也受苦，往往无法全面而仔细地检查，尤其对于那些十分微小的病灶，往往也容易漏诊。

然而，无痛虽好，可毕竟是麻醉，大家经常会有疑问，做无痛会让自己"变笨"吗？

笔者对于这个问题也甚是好奇，特意查阅了近几年一些临床研究和大家分享。

笔者所在医院内镜常用的麻醉药学名是丙泊酚，由于药水呈白色，我们常亲切地称呼它为"牛奶"。它具有起效快、作用时间短、体内代谢快、患者苏醒快等特点。一项对 96 位接受无痛胃肠镜检查的患者的研究发现，使用"牛奶"的患者其检查后的认知功能明显地好于使用其他麻药的患者。

那么无痛检查对认知功能有后续长远影响吗？就在 2019 年，美国的研究人员对 119 例接受"牛奶"麻醉的胃肠镜检查人群和 50 例健康人群进行比较，发现在检查后的 30~45 分钟内接受检查者的认知灵活度即已经回到了原来的水平。

那无痛检查是否会对中老年朋友的认知功能产生影响？ 2017 年我国一项研究显示，术后认知功能障碍的发生率在使用"牛奶"麻醉的老年患者中是最低的，通常 3 天后就能恢复正常。

由此可见，大家不必对麻醉怀有害怕的情绪，无痛胃肠镜检查是安全的，对认知功能的影响也是极其有限的。但话又要说回来，每个个体的体质并不一样，特别是老年朋友在做检查之前一定要认真听取麻醉评估门诊医生的意见，详细地向医生反映自身健康状况，严格排除禁忌证，只有这样才能确保万无一失，不再担心自己会"变笨"了。

（孙嘉磊）

无痛内镜，您的理想选择

　　大部分患者害怕胃镜或肠镜检查是因为检查时的疼痛及不适感。其实人体的胃和大肠黏膜本身没有痛觉神经，胃镜检查让人感到咽喉部难受的原因主要是吞管子和打气入胃时，诱发恶心呕吐的反射，以及镜管摩擦咽喉而造成的疼痛。

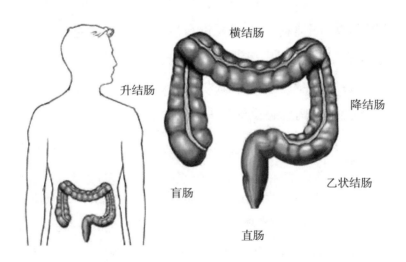

图 38　结肠示意图

　　结肠镜从肛门口伸进直肠、乙状结肠、降结肠、横结肠、升结肠、盲肠至小肠开口，整个长度 >1 米。

肠镜要在弯弯曲曲的肠道内前进，常会压迫、牵扯、拉紧肠壁外层，使受检者产生想解便、肠绞痛、腹胀等感觉，尤其是曾接受过腹部或妇产科手术以及患有肠粘连的患者，常常会痛得做不下去。

为了使进行内镜检查和治疗的患者减轻痛苦，无痛内镜检查应运而生，即在患者无知觉的情况下进行胃镜或肠镜检查和治疗。内镜医生可以相对不考虑操作时间，从容、仔细、彻底地完成检查或治疗，减少漏诊、漏治情况，从根本上解决患者不能耐受而导致的诊疗操作中断。

无痛镜检和一般镜检做法有什么不同？

无痛内镜：就是在常规检查前，即患者摆好体位，放置口垫后，给予吸氧，由专职麻醉师静脉注射异丙酚（短效镇静剂）30秒后使患者进入睡眠状态，然后开始进镜检查；退镜时即停止给药，操作结束后患者即刻完全清醒，恢复到检查或治疗前的状态。

一般镜检：在检查的过程中，如果没有出现特殊的不适，通常不需要进行心电图监视，不需要进行麻醉，不需要进行输液治疗。在做整个检查的过程中，患者始终处于清醒的状态，医生会让患者侧躺在手术台上，全身放松，眼睛睁开，把胃镜慢慢送入口中，没有疼痛的感觉，但是恶心反射很明显。

接受了无痛内镜检查术后需要注意什么？

无痛内镜检查的不良反应有低血压、心动过缓、呼吸抑制、呃逆等，但发生率不到千分之一。患者检查结束后，一般5分钟就完全清醒，在家属的陪同下休息10分钟后可以离开，检查当日禁止从事精细或危险工作，例如开车、高空作业等。

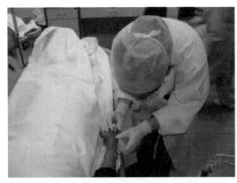
建立静脉通路

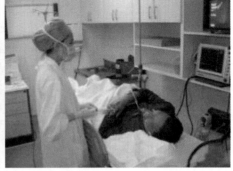
麻醉

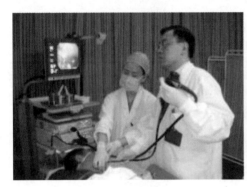
内镜检查

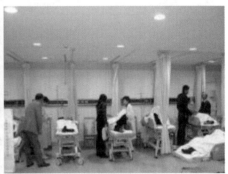
术后休息

图 39　内镜检查过程

苏醒后有专人护理

　　现代人讲究生活品质，无痛内镜的确能够减轻受检者的焦虑与痛苦，所以目前在欧美等发达国家，无痛内镜已成为健康检查、门诊或住院患者的常规做法。患者在无痛苦状态下接受检查或治疗，特别是需要在内镜下进行食管或胃底静脉曲张治疗的患者，做无痛内镜检查可以避免因为紧张等原因造成呕吐再出血的风险。

（胡健卫）

内镜检查的新武器

随着纤维光导技术、电子技术、超声等高新技术在胃肠镜中的应用，检查的舒适程度和诊断水平也明显提高。

科技的进步，使内镜家族出现更加先进、对诊断更有帮助的新型肠镜，是肠道更加出色的"侦察眼和探雷器"。

内镜检查中出现的新武器有

1. 色素肠镜

色素内镜是内镜下利用色素的一种检查方法。

普通内镜不易识别的消化道黏膜及某些脏器表面的性状，借助色素的作用，使之变得容易识别，容易诊断。对普通内镜观察不到的黏膜的功能状态，也能通过色素的作用，使之能在内镜下用肉眼直接观察和诊断。色素必须符合无毒、无害、安全的要求。色素的投入途径主要有两种，在内镜下直接喷洒的称直接法；经口服色素后，再进行内镜观察的称间接法。

色素内镜是发现结肠微小病变及凹陷性病变（Ⅱc病变）的基础。在常规内镜检查中，内镜医师要注意大肠黏膜局部的改变，这类改变主要有黏膜发红、苍白、血管网消失、出血、肠黏膜无名沟中断、病变周围白斑中央凹陷、黏膜表面凹凸不整、肠壁轻度变形等，需进行肠道黏膜染色，通常采用靛胭脂。染色后可将病变的范围及表面形态清楚地显示出来，另外，由于靛胭脂为黏膜非吸收性染料，当视野不清或染色效果不佳时，可以冲洗后，进行再染色，以获得理想的染色效果。

新型的电子内镜拥有电子染色功能，不许喷洒染料，而是利用不同波长光的现象特点，同样可以达到观察消化道黏膜表面细微结构变化的功能，特别是联合了内镜的可变焦放大功能以后，可以发现并诊断结直肠黏膜以毫米计的微小病变，大大提高了早期癌的发现率和诊断率。

2. 放大肠镜

放大肠镜最早出现在 1975 年，由日本人多田等对普通大肠镜进行了改造。现在的新型放大肠镜都为可变焦肠镜，放大至 100 倍的肠镜足以满足区别微细结构的变化。放大内镜能发现肠道黏膜仅数毫米的微小病变，还可以进行电子染色，大大提高了早期癌的诊断率，这是目前其他任何检查都做不到的。现在的放大内镜大都需要

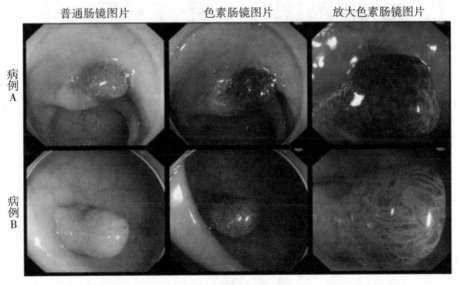

图40　内镜检查照片

联合电子染色一同使用，其目的是对于常规观察无法识别的黏膜表面的微细结构进行更加精细的观察，并根据大肠腺管开口的形态进行分型（目前最常用的是日本的 JNET 分型），大体可对大肠病变的性质进行初步预判，可以在不做活检的情况下，判断是否是肿瘤，了解病灶的组织类型，提高大肠病变的诊断水平。

3. 超声肠镜

超声结肠镜是在普通结肠镜的基础上结合了超声的功能。仪器尖端配有转换装置，能 360° 旋转。它不仅可以观察结肠肿瘤侵犯的层次，同时还可判断有无淋巴结转移。

这些对术前诊断、选择手术方案、预后均有重大意义。

结直肠在超声下可显示 5 个（高频探头下为 9 个）不同回声，而结直肠癌在超声下实体呈现回声高低不一的混合图像，有时可用于结直肠癌早期诊断，并且能区分早期癌位于黏膜内还是黏膜下

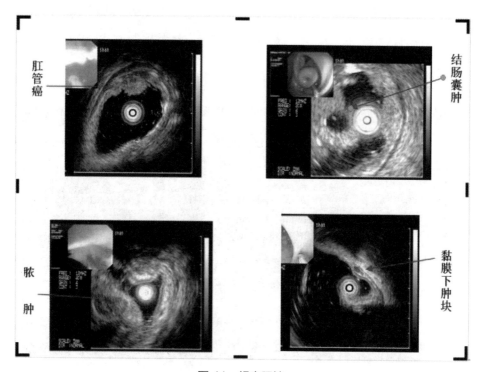

图 41　超声肠镜

层。微型超声探头可以通过内镜的活检孔送达结肠各部位，且不必先做常规内镜检查。对消化道肿瘤的起源、大小、性质、病期和内镜、外科能否手术的判断，均具有很重要的价值，具有替代其他现代影像诊断技术法的作用。

（胡健卫）

什么是超声内镜?

超声内镜

超声内镜是一项内镜的微创新技术,简称 EUS。常规的腹部超声将超声探头置于人体的表面,从外向里对体内的脏器进行检查,而超声内镜则相反,通过在胃肠镜的头端装载一个超声探头,在胃肠镜检查的过程中,在消化道的管壁内由里向外进行超声检查,不仅能避免一些肠道气体对于超声波折射的干扰,还能对人体深部的组织进行更为准确的评估。

超声诊断

既然是内镜下的超声检查,和普通超声检查一样,EUS 首先能对病灶进行观察,通过病变内部的回声高低,对病变的性质进行初步判断。

当病变内部的回声较为复杂,仅仅通过观察难以进行诊断时,EUS 还能进行进一步的介入诊断。所谓介入诊断,是指在超声影像的引导和监视下,利用穿刺针导入人体病变部位,吸取一部分病灶组织进行病理学检验,从而明确诊断,这项技术称为 EUS 引导下细针抽吸活检术，简称 EUS-FNA 技术。

对于胰腺肿瘤、胆管肿物、肝脏深部的病灶，往往因为处于人体深部，难以通过传统的检查方法进行活检从而获得组织学证据，进而影响患者治疗方案的选择。此时 EUS-FNA 就有了用武之地，不仅能获得抽吸标本，还能联合免疫组化技术，甚至通过进一步的超声内镜引导下穿刺活检获得更多的病灶组织，做出更精确的诊断。

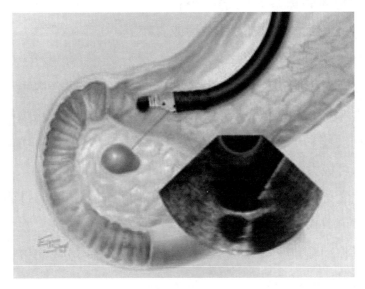

图 42　超声诊断

EUS-FNA 的出现，不仅能够使许多原本诊断困难的消化系统疾病也能得到确诊，同时能使患者避免损伤较大的手术探查，提高患者的生存质量，同时对后续治疗也起到重要的帮助作用。

超声治疗

除了帮助诊断，超声内镜当然也可以进行介入治疗，目前，超声内镜引导下的穿刺引流已成为一项成熟和完善的技术，主要包括胆囊胆道引流、胰腺假性囊肿和脓肿的引流等，在消化疾病的治疗中扮演着越来越重要的角色。

有些经保守治疗效果不佳，但又不宜手术治疗的急性胆囊炎患者，如需行胆囊减压，可以通过在超声监视下将穿刺针经胃或十二指肠壁穿入胆囊，置入导丝，随后将鼻胆管或支架放入胆囊，引流化脓胆汁。待患者临床症状缓解，胆囊恢复正常大小后即可拔除引流管或支架，行后续相关手术治疗。

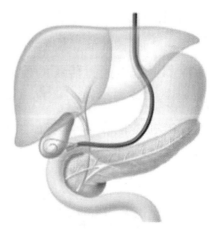

图43　超声治疗

另外，对于胆道梗阻的患者，可以通过 EUS 联合内镜下逆行胰胆管造影（ERCP）金属支架置入术解决患者的梗阻，这项技术符合人体生理功能和解剖结构，感染发生率低，且对消化道功能几乎没有影响，可极大地提高患者的生存质量。

除此之外，慢性胰腺炎所导致的胰周积液、胰腺假性囊肿、脓肿等，也可以通过 EUS 引导下行置管引流术进行治疗，在内镜超声的监视下将引流支架一端置入囊肿或脓腔，另一端通向胃或十二指肠，达到引流的目的。

而对于胰腺肿瘤、胰管结石、胰管狭窄或胰管手术后狭窄所导致的胰管梗阻的患者，超声内镜引导下的胰管造影及胰管引流术同样也是一种替代治疗的选择，避免了如外科手术和经皮介入引流等有创性操作，适用于对常规经十二指肠乳头置管引流失败的患者。

总体而言，内镜治疗住院时间短、恢复快，是一种安全、有效、微创、经济的治疗手段。

肠镜下的超声内镜一般有什么用途？

前面所讲的超声内镜诊断和治疗，大部分都是在胃镜下进行的，也就是超声胃镜，很少通过肠镜进行。那超声肠镜有些什么用途呢？一般来讲，超声肠镜大部分是用来对肠镜下发现的黏膜下肿块进行诊断，判断其来源和层次，以此来预判其性质，进而进一步选择治疗方案。比如，肠镜下发现的"直肠黏膜下隆起"经超声内镜诊断预判为"神经内分泌肿瘤"，就可以进行内镜下的切除。而"盲肠黏膜下隆起"经超声内镜诊断为"盲肠脂肪瘤"，可以随访，并不一定需要手术。

听说超声内镜下还能解决幽门梗阻？

没错。恶性胃出口梗阻及十二指肠梗阻患者，往往因肿瘤晚期而失去手术机会，同时长期的恶心、呕吐导致严重的营养不良以及生活质量下降。

超声内镜引导下胃空肠吻合术即在超声内镜引导下在胃壁和小肠壁上各穿刺1个开口，通过这两个开口放置1个全覆膜支架，相当于使胃内容物通过一条捷径绕过梗阻段，直接进入小肠进行消化吸收，解决患者的梗阻。相较于以往的开腹胃空肠吻合术，该手术方式创伤小，手术时间短，痛苦小，恢复快，充分体现了内镜微创的优势，且成功率高、侵袭性低，是传统胃空肠吻合术的微创替代选择。

（胡健卫）

结肠镜常见并发症及防治

肠壁穿孔

肠壁穿孔是结肠镜检查和治疗中比较常见的并发症，最常见的部位为乙状结肠。由于结肠内容物液体成分少而细菌含量多，故腹膜炎出现得较晚，但较严重。一部分结肠位于腹膜后，穿孔后容易漏诊，常常导致严重的腹膜后感染。肠壁穿孔又可分为腹膜内穿孔和腹膜外穿孔。

1. 原因

操作手法不得当导致机械性损伤：如盲目暴力操作，注气过多等；肠道本身疾病可导致肠壁结构薄弱，如结肠憩室、溃疡性结肠炎等；行息肉切除时距离肠壁太近，未将息肉轻轻拉起悬在肠腔中，通电时间多长电流过强等；狭窄扩张时视野不清，盲目操作，扩张力量过大等都可能导致穿孔的发生。

2. 临床表现

一旦出现肠壁穿孔，患者立即感到下腹部持续性胀痛，并逐渐加重。检查结束下床活动后更明显。由于检查前患者已经过肠道准备，穿孔后流入腹腔的肠内容物并不一定很多，因此有时早期发现穿孔较为困难。当发生弥漫性腹膜炎，患者才出现全腹压痛，反跳痛与肌紧张，但穿孔部位压痛最明显，肠鸣音消失等，故内镜医生需要提高警惕。即刻穿孔发生时可在内镜视野下见到黄色脂肪组织为大网膜，或见到腹腔脏器。腹膜外穿孔的患者早期多无症状和体征，逐渐出现皮下气肿，继而出现发热、腹胀、腹痛等。下端直肠因位于腹膜返折以下，故下端直肠穿孔并不表现为腹膜炎，而是引起严重的直肠周围感染。腹部平片或透视发现膈下有游离气体或腹膜后有积气，且腹部肠管普遍胀气或有液气平面可明确诊断。必要时可行诊断性腹腔穿刺。

3. 处理

对于较小或不完全的腹膜内穿孔，如果患者症状及体征较轻，可采用非手术治疗，这也可作为术前准备和术后支持疗法。给予禁食水、胃肠减压，维持水、电解质平衡与营养。根据细菌培养及药物敏感实验选择合适的抗生素。严密观察病情变化，一旦病情加重应立即手术治疗。目前对于不完全穿孔或小穿孔可采用金属夹缝合的方法，降低了手术干预的概率，减少患者的痛苦。对于较大的穿孔，患者症状、体征较重，需立即手术，除少数裂口小、腹腔污染轻、全身情况良好的患者可考虑一期修补或一期切除吻合外，大部分患者均须先行肠造口术或肠外置术，待 3~4 周后患者情况好转后，再行关闭瘘口。对于腹膜外穿孔，一般都采取禁食、抗感染、静脉营养支持等保守治疗，如形成脓肿，需切开引流。直肠下端穿孔可采用金属夹缝合穿孔。同

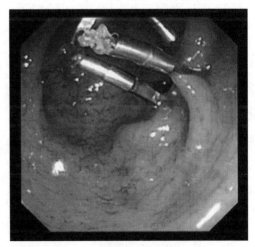

图 44　金属夹治疗直肠穿孔

时夹子缝合后尽量吸尽肠腔内的空气，避免过高张力，嘱患者绝对卧床休息、禁食，适当用一些抗生素和镇静剂，并严密观察，一旦病情加重即行外科手术治疗。

4. 预防

肠道准备一定要充分，良好的视野对于肠镜操作是非常重要的，而对于大肠狭窄的患者，肠道准备往往不充分，内镜治疗时用生理盐水冲洗以获得较好的视野，减少盲目操作的概率。插入时严格按照"循腔进镜"的基本原则，严禁滑行较长距离，有阻力和剧烈腹痛，应立即退镜，循腔再进，切忌暴力插镜。控制检查和治疗过程中的注气量也是预防肠穿孔的有效措施。另外需严格掌握结肠镜检查和治疗的适应证和禁忌证，避免使用过量的镇静剂。

肠道出血

1. 原因

服用非甾体抗感染药、抗凝血药或有血液系统疾病、凝血功能障碍者，取活检可引起持续出血。

对富含血管的病变（如毛细血管扩张）或炎症显著、充血明显的部位取活检，可引起较大量出血。

息肉电切除时，圈套器圈套息肉后收紧速度过快、过猛和（或）电流强度过强致凝固不足，均可导致息肉被机械性切除而引起出血。

如电流强度过弱，电凝时间过长，残蒂焦痂脱落时可引起延迟出血。

行内镜治疗时，由于狭窄段过度扩张，置入支架张力过高可导致肠道黏膜撕裂。

技术操作不熟练，也可导致肠道黏膜被擦伤，可引起出血，另外后期支架的移位也可导致肠道的出血。

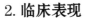

2. 临床表现

肠道出血按照发生时间，分为即刻出血、早期出血、延迟出血。即刻出血是在检查或治疗同时出血，早期出血即结肠镜检查后 24 小时以内大便出血，延迟出血是在结肠镜检查或治疗 24 小时后大便出血，少数人可出现解大量鲜红色血便，患者很快表现为失血性休克，再次行肠镜检查可明确出血部位。

3. 处理和预防

结肠镜检查或治疗后患者出现少量的便血，可暂不处理，密切观察病情变化，如出血量增加，可立即行内镜检查，找到出血部位后，可给予局部喷洒止血药物、硬化剂注射、金属夹以及电凝、激光等内镜下止血措施，一般均能使出血停止。

出血量较大时，同时给予静脉补液、应用止血药物。

如果上述方法均不能止血，且患者处于休克状态时，应做好手术准备。

肠系膜、浆膜撕裂

1. 原因

较罕见。在插镜过程中进镜阻力增大，结肠镜前端前进困难或不能前进反而后退且患者痛苦较大时提示肠袢已形成，如继续进镜，肠袢增大，肠管过度伸展使浆膜和系膜紧张，如再注入过多空气，使肠腔内压力升高，超过浆膜和系膜所能承受限度时便会发生撕裂。

2. 临床表现

如有少量出血，临床上无特殊症状，很难诊断。出血量较大时，表现为腹腔内出血征象，并伴有腹膜刺激征，腹腔穿刺有诊断价值。

3. 处理和预防

有腹腔内出血者一旦诊断应立即手术，伴有休克者，在抗休克同时手术治疗。

肠系膜及浆膜撕裂发生率较低，但后果非常严重，插镜时应循腔进镜，滑行时要看清肠腔走行方向，不要暴力插镜，避免注气过多等。

心血管意外

1. 原因

进行内镜检查时，由于注气过多，会导致冠脉血流量下降，引起心脏功能失调，另外肠系膜过度牵张造成迷走神经反射增强，心率减慢，严重时可突发心搏骤停。如果患者年老体弱、精神紧张、不能配合，或合并有缺血性心脏病、慢性肺部疾病等，再加上检查前肠道准备引起脱水、低血容量和电解质紊乱，心血管意外发生的概率就大大增加。

2. 临床表现

主要表现为心率减慢、心绞痛、心律失常、心肌梗死及心搏骤停等。患者出现胸闷、心悸，胸前区疼痛、恶心、呕吐等症状，严重时可出现休克，心跳呼吸停止。心电图可表现为 S-T 段改变和各种心律失常等特点。

3. 处理和预防

一旦出现心血管意外，必须立即停止治疗，根据不同情况给予相应的治疗，例如对心率减慢明显者，给予阿托品注射可缓解，心搏骤停应立即心肺复苏。文献报道，内镜治疗时监测心电图可提示心率减慢，S-T 段压低，心律失常等变化，因此术前常规心电图检查，对合并有心脏疾病者先给予必要的处理，这样可以减少此类并发症的发生。另外，对于老年人、心肺疾病患者、高血压患者术中监测心电图以及术后给予镇静及镇痛等处理也是必要的。医生操作时要轻柔，尽量缩短操作时间，备好抢救药品、设备。早期发现，及时处理。

肠绞痛和腹胀综合征

1. 肠绞痛

由于肠袢弯曲度大，结肠镜检查和治疗都是相对比较困难的。

结肠镜的刺激，加上患者精神紧张，引起迷走神经兴奋，均会导致肠管痉挛性疼痛。

如果镜身没有拉直，肠袢不断扩大，手法旋转镜身也会诱发剧烈的肠绞痛。

当患者腹部疼痛较剧烈时，及时拉直镜身，并给予病患以精神上的安慰，短时间内基本都能自行恢复。若症状较重，在排除肠穿孔的情况下，可肌注解痉剂。

2. 腹胀综合征

检查或治疗过程中如果注气过多，或者术前应用了过多的镇静剂，可引起术后较长时间严重的腹部胀痛，即肠镜术后的腹胀综合征。

主要表现为术后严重的腹胀、腹痛，症状类似于肠穿孔，X线片只能看到肠袢充气。此时需密切观察患者的腹部症状和体征，以防穿孔的发生。

腹胀综合征的患者一般均能自行缓解，无需特殊的处理；而穿孔的患者症状会不断加重，大多数需手术治疗。

要注意二者的鉴别诊断。在治疗结束后尽可能吸尽肠内残气，可预防此并发症的发生。

（胡健卫）

"一阳指",了解一下

坐好听故事了……这是一个"不堪回首"的故事。

小明找到新工作,去参加单位入职体检。

到了体检中心,身高、体重、血压、心电图、B超……不一会儿查了大半了。

这时候,一个护士妹妹(也可能是护士大姐)看了看体检表,面无表情地说,你去"那个房间"检查下。

然后,小明就去了那个神秘的房间。

进门后,一名中老年医生,关门,反锁……

医生:"裤子脱下去。"

小明:"嗯?"

医生:"内裤也要脱。"

小明:"啊?"

医生:"转过身去,扶着床,把屁股抬高。"

小明:"呃?"

医生:"屁股高点,撅起来。"

只听得身后传来医生换上一次性手套的"哗啦"声,随后……"一阳指"来了。

没错，这里的"一阳指"就是"肛门指检"或"直肠指检"。通俗点说，就是把手指头塞进肛门里做检查。

体检时肛门指检是弃检最多的项目之一。大家都会觉得肛门检查是个让人很羞涩的事情，所以当医生问及是否需要指检时，大部分人都会拒绝，选择弃检。

但其实，这非常不可取。

体检时"肛门指检"项目千万别弃检。小到息肉、痔疮，大到癌症等都可以通过肛门指检来发现。有经验的指检医生还能及时发现前列腺肥大或前列腺癌；通过触及女性子宫，发现子宫后倾、子宫颈肿瘤、附件肿瘤等。

肛门指检是一项简便易行、非常重要却最被人低估和忽略的检查。它可以发现息肉、痔疮、大肠癌、前列腺肥大或前列腺癌、子宫或附件疾病等。

对于中青年人来说，指检有一个更重要的作用，就是有助于尽早发现直肠癌。

虽说大肠癌（包括结肠癌和直肠癌）的高危人群一般是40岁（有症状）或50岁（无症状）以后，但是我国中青年的直肠癌发病率并不低，占10%~15%，这一点与西方国家有很大不同。

总之肛门直肠指检简单易行、卫生又安全，费用低廉。为了健康大局，请大家不要放弃肛门指检。

（胡健卫）

哪些肿瘤标志物与胃癌相关？

"医生，我每次来复查你都给我开这个 CA 什么什么的，有什么用啊？"

"医生，我网上查了一下我升高的这个指标，是肿瘤标志物，我是不是得癌症了？"

"肿瘤标志物"是我们在所有肿瘤患者治疗进程中都很关注的检查项目，反映肿瘤的存在和生长情况，为我们病情诊断、转归带来指导。

同时，由于冠着"肿瘤"相关的名字出现在大大小小体检中，肿瘤标志物给闻"肿瘤"色变的大众也带了许多疑惑与困扰。

那么什么是肿瘤标志物？我们为什么要检测这些项目？与胃癌相关的肿瘤标志物又有哪些呢？

什么是肿瘤标志物？

肿瘤标志物是恶性肿瘤发生、增殖过程中，由肿瘤细胞本身产生或由肌体对肿瘤细胞异常反应产生或异常升高的一类物质。包括蛋白质、激素、酶等。

通俗来说，当肿瘤攻击我们时，我们的身体奋起反抗，与之战斗。交锋过程中，肿瘤细胞和我们肌体其他细胞留下种种"痕迹"，这些"痕迹"进入我们的血液、体液中，被我们检测出，向我们出卖肿瘤细胞的行踪。这些标记肿瘤行踪的"痕迹"就是肿瘤标志物。

我们为什么要检测肿瘤标志物？

1. 早发现、早诊断

当肿瘤和我们机体的战斗还处在早期阶段时，肿瘤标志物就能提供"线索"，向我们告发身体里可能存在的肿瘤。

在"线索"帮助下，通过进一步检查，早期发现尚且"弱小"的肿瘤，能为我们争取到更大战胜肿瘤的机会。

2. 监测肿瘤复发

当我们和肿瘤的抗争取得初步胜利，身体里的肿瘤偃旗息鼓后，定期检测肿瘤标志物可以帮助我们及时发现死灰复燃的肿瘤或新发生的其他类型的肿瘤，予以反击，实现更长远、更有质量的治疗后生存。

和胃癌相关的肿瘤标志物有哪些？

临床工作中，我们常用的胃癌相关血清标志物有以下几种。

1. 癌胚抗原（CEA）

妊娠期存在于胎儿的消化系统中的糖蛋白，胎儿出生后浓度显著下降。

CEA 升高见于大肠癌、胰腺癌、胃癌、乳腺癌、甲状腺髓样癌、肝癌、肺癌、卵巢癌、泌尿系统肿瘤。

在吸烟、妊娠期后心血管疾病、糖尿病、肠道憩室、直肠息肉、结肠炎、胰腺炎、肝硬化、肝炎、肺部疾病等中也会出现 CEA 升高。

2. 糖类抗原 19-9（CA19-9）

对胰腺癌高度敏感的低聚糖肿瘤相关抗原。

CA19-9 升高见于胰腺癌、肝胆系肿瘤、胃癌、结直肠癌等消化系统肿瘤中。

在慢性胰腺炎、胆石症、肝硬化、肾功能不全、糖尿病等疾病中，也可出现 CA19-9 低浓度或一过性增高。

对于胃癌患者，CEA 和 CA19-9 同时检测可以提高阳性率。

3. 糖类抗原 72-4（CA72-4）

黏蛋白类抗原。CA72-4 主要存在于卵巢、乳腺、胃、结肠等肿瘤中，尤其对胃癌有较高的敏感性和特异性，在胃癌诊断中扮演着非常重要的角色。

CA72-4 被认为是目前诊断胃癌最敏感的肿瘤标志物之一。

4. 糖类抗原 242（CA242）

唾液酸化糖类抗原。CA242 升高见于结直肠癌、胰腺癌、肺癌和胃癌等。

5. 一些新型标志物

随着相关研究的进展，早期进入我们血液中的肿瘤细胞和它的遗传物质（cfDNA）、生存素（survivin）、可溶性 E- 选择素（ELAM-1）、巨噬细胞抑制因子 -1（MIC-1）、胃蛋白酶原（PG）等物质的水平也被发现在胃癌患者中存在异常。但由于当下实验方法不统一、研究对象局限、检测成本较高等原因，更敏感、特异的肿瘤标志物从实验室走临床尚还有一段距离。

综上，肿瘤标志物作为小小指标，有大大作用；动态变化，检测方便；体检随访时，记得测一测，看一看，比一比。

（汪学非）

肝功能
——小小化验单，如何解读？

下面图中这张化验单，想必大家都不陌生。无论是常规体检还是住院检查，肝功能都是必备检查之一。然而，这样小小一张化验单，却大有玄机。它总称"肝功能"，里面却包含了十几项指标，这些指标各自是什么？分别有什么含义和作用？如果指标有异常我们应该怎么办？想必大家都不甚了解。下面，我就来为大家解读一下"肝功能"这张化验单。

表1　肝功能化验单

总胆红素	16.5	3.4—20.4	μmol/L
直接胆红素	4.4	0.0—6.8	μmol/L
总蛋白	75	65—85	g/L
白蛋白	41	35—55	g/L
球蛋白	34	20—40	g/L
白球比值	1.2	1.2—2.4	
蛋白电泳 Alb	55.5	55.8—66.1	%
蛋白电泳 α1	3.8	2.9—4.9	%
蛋白电泳 α2	7.8	7.1—11.8	%
蛋白电泳 β	14.2	8.4—13.1	%
蛋白电泳 γ	18.7	11.1—18.8	%
丙氨酸氨基转移酶	22	9—50	U/L
门冬氨酸氨基转移酶	16	15—40	U/L
碱性磷酸酶	59	45—125	U/L
γ-谷氨酰转移酶	26	10—60	U/L
总胆汁酸	18.4	0.0—10.0	μmol/L
乳酸脱氢酶	191	109—245	U/L
前白蛋白	0.34	0.25—0.40	g/L

肝功能报告共分三大类：血清酶学、胆红素代谢和蛋白质代谢功能。

血清酶学

（1）丙氨酸氨基转移酶（ALT）：反映肝脏炎症活动及急慢性病变指标，炎症活动越强，起病越急，升高幅度就越大。

（2）门冬氨酸氨基转移酶（AST）：反映肝细胞坏死病变的程度。除肝脏外体内其他器官如心肌、肝脏、骨骼肌及肾脏均有分布，特异性较差。其升高幅度一般小于 ALT，急性心肌或者骨骼肌损伤时 AST 会升高。

＊常规情况 AST/ALT＜1，当肝细胞严重病变坏死时，AST/ALT比值升高，而酒精性肝炎比值常＞2。

（3）碱性磷酸酶（ALP）和 γ－谷氨酰转移酶（γ–GT）：胆汁排泄（胆道梗阻相关）。①仅 ALP 升高：骨骼疾病、佝偻病、甲状旁腺功能亢进、妊娠后期和儿童生长期；②仅 γ–GT 升高：酒精性肝病、药物性肝损、急性胆道梗阻；③同时升高：强烈提示胆道梗阻，常同时伴胆红素升高。

（4）胆碱酯酶：①有机磷重度时胆碱酯酶降低；②肝实质性损伤时，胆碱酯酶降低，当肝功能恢复后可回升；③急慢性肝炎、肝硬化、肝癌、肝脓肿等肝功能不全时，胆碱酯酶明显降低。

胆红素代谢

（1）直接胆红素（又称结合胆红素）：单独升高时，可能为肝细胞性黄疸或胆汁淤积性黄疸。

（2）间接胆红素（又称非结合胆红素，为总胆红素减去直接胆红素）：单独升高时，可能为溶血性黄疸或遗传学黄疸。

＊两者同时升高为肝细胞性黄疸。

（3）总胆汁酸：当肝细胞发生病变或肝内外阻塞时，胆汁酸代谢发生障碍反流入血，血清总胆汁酸浓度升高。

蛋白质代谢

（1）白蛋白：反映人体营养状况。白蛋白减少首先需排除肝脏以外的疾病（如饮食不佳、心脏病、胃肠道疾病以及肾病综合征等），若排除肝脏以外的疾病，则为肝脏合成能力下降。

（2）前白蛋白：白蛋白前体，生存周期2天左右，肝功能恢复时其在两天左右升高。

（3）球蛋白：反映机体免疫功能。球蛋白升高时，主要为：①慢性肝脏疾病如自身免疫性肝炎、肝硬化、慢性酒精性肝病、原发性胆汁性肝硬化等；②M球蛋白血症；③慢性炎症与慢性感染。

希望大家看到肝功能的化验单有指标异常时，不要慌张也不要不当回事，及时就医，对症治疗，才不会将小病拖成大病。

（陈方园）

肝穿刺活检到底要不要做？

也许会有患者经历以下情景：

医生小李："您现在的病情，建议做肝穿刺活检。"

患者老王："肝穿刺！什么是肝穿刺？为什么要做这个？怎么穿？打麻药吗，疼吗，有危险吗？要做多久？"

什么是肝穿刺活检？

肝脏穿刺活检是通过穿刺获取少量肝脏组织实施病理学检查帮助诊断疾病的一种方式。

为什么要做肝穿刺？

1. 原因不明的肝功能异常

可能导致肝功能异常的原因很多，包括但不限于感染、药物和毒物、酒精性、自身免疫性、遗传代谢性、血管性、肿瘤等。虽然很多肝功能异常者通过血清、影像等相关检查可确诊，但仍存在部分通过常规方法无法确定病因者，为避免延误病情错过最佳治疗时期，我们可以考虑肝穿刺活检。一方面肝穿刺可以帮助排除或证实诊断，或为病因诊断提供线索；另一方面，可以明确肝脏炎症与纤维化程度以指导治疗。

另外，不明原因的发热、黄疸、肝大、肝硬化等其他情况有时也需要肝穿刺活检来提供病因诊断的信息。

2. 肝占位

肝占位涉及疾病种类繁多，肿瘤、感染、反应性增生等均可导致实性占位性病变。对于肝占位，区分良恶性是重要步骤，通过病史及影像学检查一般可以做出肝恶性肿瘤的临床诊断，但对于 CT 或 MRI 表现不具有肝癌特征的结节，穿刺活检进行组织病理学检查是诊断的"金标准"。对于转移性肝癌，活检也可帮助确定组织来源。

3. 确定已知肝病的活动性、严重性，评价肝病治疗的效果

例如评估慢性乙肝患者肝脏的炎症、纤维化程度，为抗病毒治疗提供依据；抗病毒等治疗后穿刺活检也可以了解炎症是否好转，纤维化是否逆转。

4. 肝移植术后肝功能的评估等

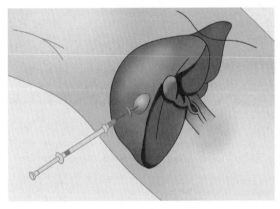

图 45　肝穿刺

肝穿刺怎么做？

目前最常用的方法是超声引导下经皮肝穿刺活检，但有凝血功能障碍及腹水者不适合，这类患者可选择经颈静脉肝活检。

在检查过程中，通常只需要进行局部麻醉。超声引导下可直视

患者的肝脏部位，有效避开重要血管和其他脏器并准确定位病灶。超声定位后的整个穿刺过程只需要几分钟。

肝穿刺安全吗？

任何操作都有风险，肝穿刺也不例外，可能会穿刺失败或发生疼痛、出血、恶性肿瘤针道转移等并发症。但是不管是经皮还是经颈静脉的肝穿刺均是成熟的技术，取的肝组织很少，约为直径 1 毫米、不足 20 毫米长的一小条，约相当于肝脏的五百万分之一。并且超声引导下可避开血管等，这一操作相对来说是很安全的。

术前要做哪些准备？

穿刺前患者需停用影响凝血功能的药物，如阿司匹林、氯吡格雷、华法林等；需完成血常规、凝血功能、心电图等检查；操作前要测量血压、心率等。

术后需要注意什么？

穿刺后医护会监测患者的心率、血压、体温等。患者需绝对卧床至少 6 个小时，避免剧烈呼吸、咳嗽等。穿刺后要用腹带和沙袋适当压迫穿刺部位，沙袋 6 小时后可移除，腹带 24 小时后可移除。

（邹燕婷）

CT 检查前后，我该注意哪些?

CT 是计算机断层扫描（Computed Tomography）的简称，是一种非侵袭性 X 线检查，操作简便，分辨率高，是现今医学检查中最常用的手段之一，现已广泛应用于几乎全身各个组织器官的检查。

CT 检查分为平扫和增强扫描。CT 增强扫描即是通过静脉注入造影剂后再进行 CT 扫描检查，目的是提高被检组织的密度对比，发现平扫时未发现的病变，从而提高病变的检出率；鉴别血管性和非血管性病变，更好地判断病变的性质；确定病灶的范围和临床分期，提高肿瘤分期的准确性，判断手术切除的可能性。因此，为了提高疾病诊断的准确率，给临床制订合理的治疗方案提供依据，CT 增强扫描是不可或缺的手段，但 CT 增强检查时有一定的风险，由于个体差异，少数人会发生一些轻度不良反应，如咳嗽、身体发热、一过性胸闷、恶心、皮疹、瘙痒等。极少数会出现严重的不良反应，如喉头水肿、抽搐、大量荨麻疹、血压下降甚至休克或其他不可预测的不良反应等，还有部分可能发生迟发性不良反应，或注射部位出现对比剂漏出造成局部皮下组织肿胀、疼痛等。

为了能安全、顺利地完成 CT 检查，并获得最佳的诊断效果，必须事先了解检查注意事项，提前做好相关准备工作。现将具体内容介绍如下。

CT 检查前的注意事项

（1）各部位增强扫描及腹部平扫者，检查前至少禁食 4 个小时（可饮用牛奶、水或饮料等）。

（2）腹部及盆腔检查者，检查前一周内不做钡餐检查。

（3）请携带好已做过的检查结果备用，如 X 线片、同位素、超声波、肝功能、甲胎蛋白，以及曾经做过的任何 CT 检查的片子或报告等。

（4）怀孕及哺乳期妇女检查前主动告知 CT 室医师，原则上不建议 CT 扫描，为避免影响胎儿发育，可选择其他相关检查。

（5）若有碘对比剂不良反应和药物过敏史、甲状腺功能亢进、心功能不全、神志不清、一般情况差者，请务必告知服务台人员或医生，医生将酌情决定是否中止检查。

（6）必要时家属或医务人员陪同。

（7）因病情需要增强扫描，注射含碘造影剂可能出现严重的过敏反应，注射造影剂前请患者及家属在知情同意书上签名，以示负责。

CT 检查后的注意事项

（1）增强扫描后请等候 30 分钟，如没有不良反应请护士拔去针头再离去，注意对针孔压迫止血。离开后注意有无迟发性不良反应，如有不适请及时到医院处理。

（2）增强 CT 检查后多喝水，多排尿，以利于造影剂的排出，减少不良反应的发生。

（3）检查结束后，如出现轻度不良反应，请不要惊慌，静坐观察一段时间后症状就可缓解或消失。如果身体出现严重不适，请立即告知服务台人员或医生。

对比剂外渗的处理

CT 增强碘对比剂血管外渗的处理

碘对比剂血管外渗是指在 CT 增强扫描时被注射的浅静脉血管破裂，造成造影剂漏出并渗入邻近组织间隙，对皮下组织产生较强刺激，引起局部肿胀、疼痛，甚至皮肤坏死。

（1）轻度外渗：多数损伤轻微，无需处理。但要嘱咐患者注意观察，如外渗加重，应及时就诊。对个别应用明显者，局部给予普通冷湿敷。

（2）中、重度外渗：可能会造成外渗部组织肿胀、皮肤溃疡、软组织坏死和间隔综合征。

对于中、重度外渗患者的处理

（1）抬高患肢，促进血液回流。

（2）早期使用 50% 硫酸镁保湿冷敷，24 小时后改硫酸镁保湿热敷；用黏多糖软膏等外敷；或者用 0.05% 的地塞米松局部湿敷。

（3）对比剂外渗严重者，在外用药物基础上口服地塞米松 5 毫克 / 次，每日 3 次，连用 3 日。

（4）必要时，咨询临床医师用药。

（陆晶晶）

处方笺

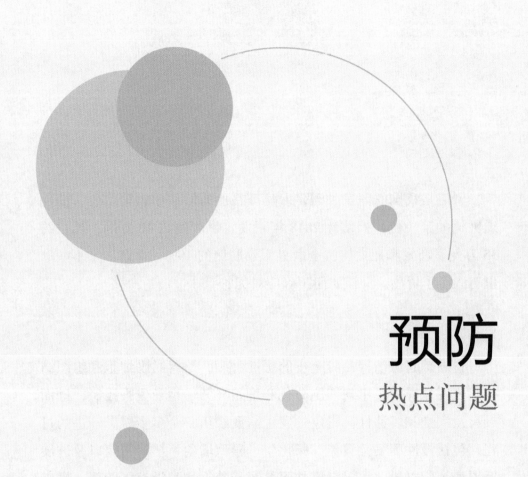

预防
热点问题

医师：_____

临床名医的心血之作……

家人得了胃癌，我该怎么办？

胃癌是我国的高发肿瘤，发病率在所有肿瘤中占第二位、消化道肿瘤的第一位，据估计 2018 年新发胃癌病例约 40 万例，死亡约 35 万例，新发和死亡均占全世界胃癌病例的 40%，那么如果不幸家里有人得了胃癌，又该如何正确应对呢？

首先，要知道胃癌是什么

胃癌是起源于胃黏膜上皮的恶性肿瘤，是胃黏膜细胞和组织结构出现明显异常，出现细胞分化和增殖异常、生长失去控制，进而具有浸润性和转移性。胃癌的发生需要经历一个多步骤、渐进的过程，包括慢性萎缩性胃炎、肠化生、异型增生、早期胃癌以及进展期胃癌，所以说，得了胃癌并不是意味着一切都没有了希望，对于不同患者，往往因为疾病进展程度以及患者自身一般情况的不同，临床预后存在很大的差异。

对于胃癌，早期诊断是提高治愈率的关键。早期胃癌是指肿瘤局限于黏膜及黏膜下层的病变，不论病变的范围大小以及淋巴结转移情况。有数据表明，早期胃癌的治疗效果要明显好于进展期胃癌，早期胃癌术后 5 年生存率可达 90% 以上。进展期胃癌的预后相对较差，但也根据不同患者的临床分期存在很大差异，美国癌症联合委员会根据胃癌侵犯胃壁的深度、局部淋巴结转移和远处转移情况，把胃癌患者分为Ⅰ、Ⅱ、Ⅲ、Ⅳ4个分期，前3个分期又细分为ⅠA、ⅠB、ⅡA、ⅡB、ⅢA、ⅢB、ⅢC期，相对较早期的患者术后5年总体生存率也可以达到70%以上，分期相对较晚的患者，比如ⅢC期，其术后5年总体生存率可能不足10%，而对于诊断时已经出现远处转移的Ⅳ期患者，5年总体生存率可能低于5%。所以，当患者到医院就诊时，医生可能会给患者进行一系列的检查，包括专科的体格检查、腹盆腔CT检查、胸部X线等，如果有必要可能还会有PET-CT等，这些检查对于患者的疾病分期都是必要的，家属应当积极配合，弄清预约时间和检查地点，尽早完成这些检查，这样就能尽早完成对患者疾病进展程度的评估，也便于尽早地治疗。

陪伴家人积极配合医生的诊治

确定了在哪家医院治疗，确定了由哪位医生主治，就要相信医生的治疗方案，相信自己的选择，这样对家人和患者会感到更安心、更放心，对医生而言也会因感到被信任、被托付而更加尽心为患者考虑，医患共同面对疾病，增加战胜疾病的信心。

前面说到，为了评估患者疾病进展的程度，可能会进行一系列的检查，那么，接下来是否就可以进行治疗了呢？胃癌的治疗需要遵循个体化、综合性的原则。所谓个体化治疗是指"同病异治、因人而异"；综合性则是根据患者的全身情况和肿瘤的局部情况，将现有各种对癌症有效的治疗手段有机地结合起来，合理地选择使用。那么，患者的个人全身情况在肿瘤治疗选择中就具有决定性的作用。如果患者的一般情况很差，极度消瘦、营养不良，或者长期抽烟、肺功能不能耐受手术，或者存在基础心脏疾病等，创伤性很大的手术显然是不适宜的。所以，在进行相应的治疗之前，医生还会根据患者的情况，对患者进行相应的治疗前评估，包括心电图、心脏彩超、肺功能、胸部 X 线等辅助检查以及血常规、肝肾功能、出凝血等血液检查，通过这些检查明确患者的全身情况，从而选择合适患者的治疗方式。

通常，早期胃癌治疗以手术为主；中期胃癌除了手术外，再根据患者的自身状况和病情的发展程度选择化疗、靶向治疗等方式；晚期胃癌的治疗则以支持治疗结合化疗、靶向治疗为主。胃癌传统的手术方式是行胃癌根治术，但现在随着科学技术以及诊治水平的进步，在内镜下完成对于早期胃癌的切除手术已完全可行。现行的治疗早期胃癌的两种主要术式包括内镜下黏膜切除术（EMR）和内镜下黏膜剥离术（ESD），通过在内镜下将胃黏膜、黏膜下层病灶的切除达到胃癌切除的目的。

需要注意的是内镜下胃癌的治疗有严格的指征，对于病灶局限于黏膜层及黏膜下层的早期胃癌，内镜下治疗是有效的，配合规律的术后随访，总体术后 5 年生存率可以达到 90% 以上。但对于已明确存在淋巴结转移的早期胃癌、癌肿侵犯已超过固有肌层的各种进展期胃癌或存在凝血功能障碍的胃癌患者，内镜下的治疗是不适合的，这时就需要传统的胃癌根治术。胃癌根治术分为开腹及腹腔镜两种途径，传统认为腹腔镜手术不适合于进展期胃癌患者，但是近年来大规模的临床试验结果显示，对于进展期胃癌腹腔镜手术与传统开腹手术术后总体预后并无显著差异，而且腹腔镜手术术中出血量少，术后胃肠道功能恢复早，住院时间缩短，并发症的发生率也明显偏低，这也使得腹腔镜胃癌手术成为进展期胃癌的手术新选择。

胃癌总体来说恶性程度较高，较多出现局部淋巴结转移，所以除了部分早期病例不需化疗外，大部分患者都是需要化疗的。化疗又分为术后化疗与术前化疗。术前化疗又称新辅助化疗，这是为了使肿瘤能够缩小，从而提高手术切除率，改善治疗效果。术后化疗又称辅助化疗，这是为了能够杀灭手术后残存在患者体内的肿瘤细胞以及微小转移灶，防止肿瘤复发。不管是术前还是术后，在化疗期间，都需要评估肝肾功能及血常规，以评估患者对于化疗药物的耐受情况。另外，化疗方案是根据疾病的病理分期、患者的身体条件等因素综合分析制订的，在化疗过程中还需要根据患者的耐受情况、疾病进展情况进行调整，所以很有可能在与病友交流过程中，会发现同样的胃癌患者可能会有不同的化疗方案。

调整好胃癌患者住院期间以及出院后的饮食

现在的观点认为，癌症并不是绝症，而是一种慢性病。慢性病的治疗不是一朝一夕，住院手术、完成术后化疗也许仅仅是开始，仅仅解决了疾病的燃眉之急，胃癌的治疗贯穿于日常生活之中，比如饮食。

胃癌手术以后由于吻合口尚未完全愈合，胃肠道功能尚未完全恢复，并且胃肠道的结构发生了变化，术后患者可能需要留置鼻胃管3~5天，用以引流胃液，从而减少吻合口的张力，此时千万不能给患者进食、饮水。在拔除鼻胃管后，可以少量喝水，然后听从医生的指导，由流质饮食渐渐过渡到半流质饮食。流质饮食包括各种汤、果汁等，半流质饮食包括粥、面、肉末、菜泥等。住院期间最好不要吃容易胀气的牛奶、豆浆、含气体的饮料等。

出院后，一般患者都可以逐渐在1个月内从半流质饮食过渡到正常饮食，饮食总量基本达到正常人的70%，以保证充足的能量和营养。最好能为患者准备具有足够热量、高蛋白、高脂肪的食物，这样有利于术后伤口的愈合。生冷和刺激性强的食物对消化道黏膜具有较强的刺激作用，容易引起腹泻或消化道炎症，因此应该少吃或者不吃。注意规律饮食、少量多餐、定时定量、细嚼慢咽，有规律的饮食能够形成条件反射，有助于消化腺的分泌，帮助更好地消化。少食多餐，每天进食最好分成六餐以上，这样不仅有利于消化吸收，还可以增加总热量的摄入，预防体重减轻，避免术后营养性并发症的发生。尽可能做到每天在相同的时间进食，到了规定时间不管肚子饿不饿，都应主动进食，但也要注意饮食适度，避免过度饥饿或者吃得过饱。细嚼慢咽可以减轻胃肠负担，对食物咀嚼次数越多，随之分泌的唾液也越多，有利于消化吸收。在进餐时尽量少喝汤和饮料，流质饮料会十分迅速地通过胃肠道，并且容易将一同进食的固体食物一起迅速地带下去，部分患者可能会因此出现倾倒综合征、低血糖综合征等一系列问题。所以，如果要喝饮料，应该在进餐前后 30 分钟饮用，并且在饭后平躺休息 15~30 分钟，使空肠内容物回流至残胃，减少空肠过分膨胀，延长食物在残胃中停留的时间，缓慢通过小肠，促进食物的进一步消化吸收，也避免倾倒综合征、低血糖综合征的发生。

安排好患者接受规律的随访

不管是对于早期还是进展期患者，胃癌术后规律的随访对于患者生存的影响至关重要。70%~80% 胃癌复发发生在局部治疗后的 2 年之内，90% 以上的复发出现在 5 年之内，所以要求对于所有胃癌患者术后进行至少为期 5 年的系统随访。对于不同疾病分期的患者，推荐不同的随访间隔。对于通过内镜成功治疗以及术后病理分期 Ⅰ 期的患者，术后 1~2 年内，家属应该安排好患者每 3~6 个月到医院进行 1 次随访，第三年起每半年到一年进行 1 次随访检查；同时第一年每半年做一次胃镜检查，第二年后每年做一次胃镜复查，至少持续 3 年。另外，在康复过程中，注意患者的一些症状，比如有呕吐、中上腹部疼痛、消瘦等，告知随访医生以便安排相关的检查。而对于术后病理 Ⅱ 期或 Ⅲ 期患者，可能术后的随访检查会更加具体，除了常规的随访检查同早期患者一样外，进展期患者在术后2 年内每半年到一年要做 1 次腹盆腔的增强 CT 检查，第三年起每年做 1 次。

理解胃癌的家族聚集性，照顾好自己

一般来说，胃癌的发病是散发性的，但是同时又有 10% 的胃癌患者表现为家族聚集性。遗传性弥漫型胃癌和遗传性肠型胃癌就是遗传性的。国际遗传性胃癌协作组认为遗传性胃癌需要符合以下条件：至少有 3 例确诊的胃癌患者，其中 1 例必须是另外 2 例的第一代亲属；至少累及连续的两代人；至少 1 例胃癌患者发病年龄小于 45 岁。遗传基因最终导致胃癌的原因可能是这些易感者更容易对各种致癌因素发生反应。后天的饮食生活习惯、生存环境、职业暴露等都与癌症的发病有关，而且后天的因素起了主要的作用，所以即使有癌症遗传倾向的人，也需要外界环境的不断作用才能形成肿瘤。因此，要保持合理的生活方式和适宜的饮食习惯，平时注意不要主动和被动吸烟，避免食用霉变、腌制、熏烤等食物，多吃水果蔬菜，能大大降低胃癌的发生率。

但是也必须注意，即使是散发性胃癌，胃癌患者大于 40 岁的一级亲属是胃癌发病的高危人群，胃癌患者亲属的胃癌发病率较无胃癌家族史者高 4 倍。因此，在照顾好患病家属的同时，明白自身的患病风险，警惕任何细微的警示症状，特别是对于有慢性萎缩性胃炎、胃溃疡、胃息肉、手术后残胃、肥厚性胃炎、恶性贫血等胃癌前疾病者，更应积极处理胃的癌前疾病和癌前病变，定期行胃镜检查，预防胃癌的发生。

总的来说，如果不幸家中有亲属得了胃癌，作为家属，要树立正确的疾病意识，了解胃癌的前因后果，协助患者配合医生的诊

治，调整好胃癌患者正确的饮食习惯，安排好患者术后规律的随访，缓解患者的紧张情绪，为患者提供坚强的后盾，增加患者对抗疾病的信心，同时要注意自身的患病风险，积极面对，即使面对的是胃癌，明天依旧会很美好。

（刘浩）

重视高危人群的定期胃镜检查

在医学中，能够增加某疾病患病风险的因素都称为危险因素，但存在危险因素并不意味着一定会患该疾病。对胃癌来说，常见的危险因素包括以下几点。

（1）年龄超过 65 岁，尤其是男性。

（2）有多年吸烟史。

（3）食用高盐、熏制、腌制食物较多，食用新鲜蔬菜水果较少。

（4）家中直系亲属或亲兄弟姐妹曾患胃癌。

经检查后，存在以下病变者，

（1）幽门螺杆菌感染。

（2）慢性萎缩性胃炎、溃疡、胃黏膜肠上皮化生。

（3）家族性腺瘤性息肉病、胃息肉。

如果存在一项甚至多项危险因素，那么这类人患胃癌的可能性会比普通人群高一些。对于高危人群，定期的胃镜检查，就显得格外的重要。

近年来，胃癌患者逐渐呈年轻化趋势，年轻人工作压力大，饮食不规律、不健康的情况较多，故目前多建议 40~45 岁以上、存在不适症状或危险因素的人群至少行 1 次胃镜检查。一般来说，每年行 1 次胃镜检查，基本能够较好地预防胃癌的发生。

现在很多常规体检项目中都包括了肿瘤标记物如 CEA、CA19-9、CA125 等，但对胃癌来说，并无特异的肿瘤标记物。而大众较熟悉的 B 超检查对于胃癌、肠癌这类消化道肿瘤的发现，并无帮助。一些影像学检查如腹部 CT、MRI 检查等，在一定程度上能帮助诊断胃癌，但对早期胃癌诊断作用也十分有限，不适合胃癌的筛查。PET-CT 的应用近年来逐渐增多，它对肿瘤的早期诊断相对敏感，但其准确度有限，同时价格不菲，在前期筛查中作用局限。胃镜能直接看到胃中病变的情况，对胃癌诊断的灵敏度、准确度要远高于血清肿瘤标记物，腹部 CT、MRI 检查等，是目前诊断的"金标准"。同时，胃镜检查也能明确是否存在幽门螺杆菌感染、慢性萎缩性胃炎、胃息肉、胃溃疡这类癌前疾病，这是其他辅助检查无法获取的。所以，对高危人群来说，胃镜检查优势明显，十分必要。

对于家中直系亲属或亲兄弟姐妹曾患胃癌的人群，建议在该家族胃癌发病年龄的 5~10 年前，即开始规律胃镜检查。而对其他危险因素，如吸烟、不良的饮食习惯，则应及时调整，尽早戒烟，减少熏制、腌制等不新鲜食物的摄入；对于明确的幽门螺杆菌感染、慢性萎缩性胃炎、胃息肉、胃溃疡，则应及时正规治疗，并定期复查。

（陈昊）

我是幽门螺杆菌，您知道我的威力吗？

幽门螺杆菌您有没有听说过？我的英文名字是 Helicobacter pylori，简称 Hp，很多胃镜报告单上都会简写 Hp 阴性或者阳性，Hp 就是我。

我是一种革兰阴性杆菌，虽然我在光学显微镜下呈 S 形或螺旋状，还有 2~7 根鞭毛，看起来身材样子都不错，但其实我非常讨人嫌。因为我，人体的胃会生病，比如慢性胃炎、胃溃疡，而且我是人体患胃癌的重要因素，所以人们都不喜欢我，只要检查到胃里有我的存在，都会想尽办法把我消灭。

因为我是胃病的"凶手"，被我感染的胃从慢性胃炎开始，到胃腺体萎缩、胃黏膜肠化生（就是正常的胃黏膜上皮被肠型上皮取代）、异型增生到最后导致癌变。所以很多人开始研究我，他们发现我其实是从口吃进去的细菌，通过口—口途径、粪—口途径传播。所以很多人开始防备我，饭前便后勤洗手了，减少在外吃饭的机会，即使在外吃饭时也变得很小心，用公筷夹菜，在自己家里，餐具加强了消毒与合理使用，要知道我是很害怕消毒剂的。还有专门的研究人员发现牙垢和唾液中也会有我，所以人们就更注意口腔卫生，定期更换牙刷，让我无处可存。但通过被我污染的食物、人们的亲密接触如接吻等还是能让我有机可乘。

而且随着专门研究的深入，我似乎更容易被人发现了，检测我的方法可以分为创伤性和无创伤性两大类。创伤性的检测，就是要做胃镜检查，检查时从胃里取一小块胃黏膜组织进行化验，其中有一种叫快速尿素酶试验的检查，因为操作简单、迅速，被广泛使用，做完胃镜即可知道是否被我感染了。无创性的检测中，包括呼气试验、抽血及粪便试验等，其中呼气试验在临床使用广泛，只怪我可以产生高活性的尿素酶，当呼气试验者服用 ^{14}C 标记的尿素后，如果是被我感染的受试者，他产生的尿素酶可以将尿素分解为氨和 ^{14}C 标记的 CO_2，^{14}C 标记的 CO_2 经呼气排出，所以通过分析受试者呼气中的 ^{14}C 标记的 CO_2 的含量就可以知道有没有被我感染，所以我现在感觉非常不安全。

还有最可怕的是，当医生确定患者被我感染后，会用药来消灭我，而且不是单单一种药，往往是四种药联合起来对付我，包括质子泵抑制剂（如兰索拉唑、奥美拉唑、雷贝拉唑等）＋铋剂＋两种抗生素的四联疗法。但有些患者并不按照医生嘱咐服用，自己擅自减量或加量，还不听医生要求的连续服药物 10~14 天，让我因此死里逃生。其实我对生存环境要求很高，如果胃酸过少、按照医生嘱咐坚持用药，我就活不了。但我确实也非常顽强，有人厌恶我，说我"阴魂不散"，还有人称我为"打不死的小强"，因为只要没有把我完全根除，我就可以"死灰复燃"。要消灭我还是需要足量、规范的用药。有时有些药对我无效，因为我有抗药性，如果服药后不再检查我是否还活着，不另外换药物治疗，我依旧可以活得好好的。

（沈月红）

感染幽门螺杆菌一定会得胃癌吗？

1994 年，世界卫生组织（WHO）将幽门螺杆菌列为胃癌第 I 类致癌原——小小的细菌竟和胃癌联系在一起，引起了人们大大的恐慌。

"医生，我感染了幽门螺杆菌，会不会得癌症啊？"

"医生，我这个幽门螺杆菌怎么治啊？是不是得把胃切掉啊？"

所以，幽门螺杆菌是什么菌？它和胃癌有什么关系？感染幽门螺杆菌会得胃癌吗？

幽门螺杆菌

故事要从 1984 年，澳大利亚医生巴里·马歇尔（Barry Marshall）喝下的那杯幽门螺杆菌说起……

分泌大量胃酸的胃，就像一个装满盐酸的大袋子，长期以来，人们并不相信能有微生物在这样恶劣的环境中生存，因此人们将胃炎、胃溃疡等疾病归咎于刺激性食物、精神压力等因素。

19 世纪末，人们在胃黏膜表面发现了一种螺旋状细菌，即我们现在熟知的幽门螺杆菌。但在漫长的百年间，它的存在并没有引起人们的重视。

直到 1979 年，澳大利亚 42 岁的病理学家罗宾·沃伦（Robin Warren）在病理标本中看到了这个细菌。1981 年，他邀请当年只有 30 岁的内科医生马歇尔合作，他们在许多胃病患者病理检查中发现了这个螺旋状的细菌，马歇尔给其中一位 80 岁的患者使用了抗生素，并惊喜地发现患者再也不胃痛了，大受鼓舞的马歇尔医生投入大量精力分离、体外培养出了幽门螺杆菌。

马歇尔和沃伦兴奋地四处奔走，参加学术会议、书写论文，将他们的发现告诉众人，却四处碰壁。人们并不愿意相信有细菌能"活蹦乱跳"地生活在"穷凶极恶"的胃液里，对我们的胃造成伤害。

一怒之下，马歇尔将一杯含有幽门螺杆菌的培养液喝下。几天后，他开始呕吐、腹痛。10 天后他接受胃镜检查证实了幽门螺杆菌的存在。马歇尔将这场勇敢的试验发表在澳大利亚医学杂志上，仍然没有引起重视……

后来的十年间，马歇尔医生从澳大利亚辗转到美国，他"在自己身上做实验"的英勇事迹渐渐得到媒体报道、群众关注。

全美乃至全球医学界开始接受并宣传"胃炎和消化性溃疡可能因幽门螺杆菌导致，建议使用抗生素治疗"的观念，马歇尔和沃伦也因此获得 2005 年的诺贝尔生理学或医学奖。

这时大家可能会疑惑：导致胃炎、消化道溃疡的细菌，怎么就成了致癌物呢？

幽门螺杆菌和胃癌

在过去的研究中，人们发现幽门螺杆菌高感染的地区胃癌发病率也有所升高；胃癌患者中检出幽门螺杆菌感染比例明显高于普通人群；根除幽门螺杆菌后，胃癌的发生率和术后复发率都有所下降……

在这些证据之下，人们意识到幽门螺杆菌的感染对胃癌的发生

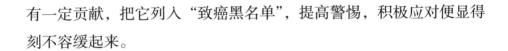

有一定贡献，把它列入"致癌黑名单"，提高警惕，积极应对便显得刻不容缓起来。

我不是"胃癌细菌"！

但是，感染了幽门螺杆菌就一定会得胃癌吗？

答案是否定的——感染了幽门螺杆菌并不一定会得胃癌。

幽门螺杆菌确实在我们胃内造成破坏，导致包括胃癌在内的一系列疾病，但这是一个漫长的过程。从感染到导致各种胃病到早期胃癌，通常要经历数年甚至十几年的时间。

同时，幽门螺杆菌也不是诱发胃癌的唯一"元凶"，生活环境、饮食、遗传、年龄增长等，都与胃癌的发生相关。

所以，感染幽门螺杆菌不要过度惊慌，但也要积极就诊，妥善治疗。在我们现有的成熟的用药方案帮助下，让幽门螺杆菌在酿成恶果之前从我们的胃里"消散"。

（汪学非）

什么是胃癌的癌前病变，
一定会发展成为胃癌吗？

　　常常有人会带着自己的胃镜报告来问医生："大夫，我这胃病好得了吗？以后会不会变成胃癌啊？"这里面可能包括几种不同的情况，需要区别对待。首先，我们需要了解一个概念——胃癌的"癌前病变"。

　　肿瘤的发生发展往往是一个循序渐进的过程，胃癌亦是如此，正常的胃黏膜细胞发展成为胃癌细胞并不是一蹴而就的，而是可能经过多个步骤逐渐发展而来的。因此，通俗点讲，胃黏膜发展成胃癌之前的病变就是癌前病变，但是，并不是所有的癌前病变就一定会发展成胃癌。平时最常见的胃癌癌前病变主要包括溃疡和异型增生。

　　（1）胃消化性溃疡。实际上，溃疡与胃癌的关系已争论多年，目前，多数学者认为慢性胃溃疡会发生癌变，其发生率为0.5%~2%。胃溃疡常常出现反酸、嗳气、中上腹疼痛等症状，一旦发现异常只要立即就诊，进行正规的治疗后，良性胃溃疡多数可痊愈，并不会发展成为胃癌。

　　（2）异型增生。常常又称为不典型增生，顾名思义，就是与正常情况相比，胃黏膜细胞增生出现"异常类型"。异型增生可分为轻度、中度、重度 3 个级别，癌变率从 1%~10% 不等，其中，重度异型增生与胃黏膜内高分化癌（属于早期胃癌）非常难以区分。轻度异型增生往往属于可逆性病变，中度异型增生可能有部分呈长期稳定或缓慢加重状态，这时需要及时处理。而重度异型增生则有明显的恶变倾向，如怀疑癌变，则应及时行手术或胃镜治疗，并密切随访。简单来说，轻到中度的异型增生，只要密切观察随访即可，具体可以视不同程度每 1~2 年做 1 次胃镜，而重度异型增生往往需要及时处理，甚至手术。

因此，发现胃癌的癌前病变并不可怕，可怕的是发生了却没有发现，或者发现了却未能及时处理。我们需要做的就是定期体检，切莫讳疾忌医，早发现早治疗，绝大多数的癌前病变是可以逆转或被治愈的。

（李鹤）

胃癌
——标本兼治，科学防治

胃癌是起源于胃黏膜上皮的恶性肿瘤。2020 年全球癌症负担数据显示：2020 年全球胃癌新发病例 108.9 万例，死亡病例 76.9 万例。2020 年我国胃癌新发病例 47.9 万例，居癌症新发病例数第 3 位；死亡病例 28.4 万例，居癌症死亡病例数第 3 位。

近五成胃癌患者在中国

近年来，尽管胃癌的发病率在全球范围内有逐年下降的趋势，但中国仍是胃癌发病率较高的国家之一，贡献了全球近一半的年新发胃癌病例。

胃是人体重要的消化器官，其职责是接纳、储存食物，并进行初步消化，最后将食物排入小肠，由小肠进一步完成食物的消化和吸收工作。正常情况下，胃黏膜细胞有自动修复机制，以确保自身健康。若这一机制失控，就可能发展为具有不同程度的恶性生物学行为的肿瘤，即胃癌。与其他多数恶性肿瘤一样，胃癌的发生、发展由内在因素和环境因素共同导致。内在因素包括基因易感性、免疫缺陷等；环境因素包括不良生活和饮食习惯、吸烟、酗

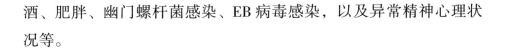

酒、肥胖、幽门螺杆菌感染、EB 病毒感染，以及异常精神心理状况等。

早期筛查，摆脱"晚诊晚治"困境

随着胃癌外科治疗技术的进步、抗肿瘤药物的发展和综合诊疗模式的完善，我国胃癌的诊疗水平已经取得了长足的进步。然而，由于胃癌早期几乎没有明显的不适症状，而当出现疼痛、消化道出血等症状时，往往已是伴有转移、复发等难题的进展期胃癌。胃癌的预后与诊治时机密切相关。在我国，约 90% 胃癌患者在被确诊时已是进展期，这部分患者即使接受了外科手术治疗，5 年生存率也仅有 30%~40%。相较于此，早期胃癌患者手术治疗后的 5 年生存率可超过 90%，甚至达到临床治愈。由此可见，早诊早治是提高我国胃癌诊疗水平的关键。其中，定期筛查对提高早期诊断率意义重大。胃癌的筛查方法包括血清学检查（包括血清胃蛋白酶原检测、血清胃泌素 17 检测、血清 Hp 抗体检测与血清肿瘤标志物检测）和内镜检查（包括电子胃镜、磁控胶囊胃镜筛查、高清内镜精查），具体筛查方式应听从医生的建议。

根据我国国情和胃癌流行病学现状，并参照《中国早期胃癌筛查及内镜诊治共识意见（草案）》，建议年龄在 40 岁以上，且符合下列任一项者，定期进行胃癌筛查。

（1）胃癌高发地区人群。

（2）幽门螺杆菌感染者。

（3）既往患有慢性萎缩性胃炎、胃溃疡、胃息肉、手术后残胃、肥厚性胃炎，以及恶性贫血等疾病。

（4）胃癌患者一级亲属（父母、子女，同父母的兄弟姐妹）。

（5）存在胃癌其他风险因素，如摄入高盐、腌制饮食，吸烟，重度饮酒等。

综合治疗，助胃癌患者活得更久、更好

目前，胃癌的临床诊疗更强调"因病施治、因期施治"的个体化综合治疗原则，在多学科团队（MDT）模式下，基于精细化的肿瘤学评估和精准分期，选择合理的诊疗策略，实施全程管理，以期达到最优疗效。

外科手术是治疗胃癌的主要方式。在日益精进的内镜、腹腔镜等微创技术的开展与支持下，胃癌的手术治疗逐渐向"创伤小、出血少、疼痛轻"的微创化方向发展。部分极早期胃癌患者可免于传统手术，通过内镜即可完整切除病灶（如内镜黏膜切除术、内镜黏膜下剥离术）。不符合内镜切除指征的早期胃癌及部分进展期胃癌，可选择腹腔镜根治性胃大部切除或全胃切除手术。值得一提的是，腹腔镜手术的安全性和有效性已得到验证，随着临床经验的不断积累，胃癌的手术治疗必将朝着更微创、精细化的方向发展。

针对进展期胃癌难以避免的复发、转移问题，综合治疗成为突破治疗困境的重要手段。术前新辅助治疗或转化治疗，可以让部分不可切除的病灶变为可切除；术后辅助治疗，可进一步清除体内可能残留的癌细胞，有效延长患者的生存时间。此外，随着靶向药物、免疫抑制剂的陆续问世，放疗、介入治疗技术的不断拓展，以及多模式综合治疗的探索与尝试，正逐渐为进展期胃癌的治疗打开新局面。

延伸阅读

在恶性肿瘤发生、增殖过程中，由肿瘤细胞本身产生或由机体对肿瘤细胞异常反应产生或异常升高的一类物质被称为肿瘤标志物。与胃癌相关的肿瘤标志物包括癌胚抗原（CEA）、糖类抗原19-9（CA19-9）、糖类抗原72-4（CA72-4）、糖类抗原242（CA242）

等。但肿瘤标志物的检测值受多种因素影响，假阳性、假阴性的情况时有发生，更敏感、更具特异的肿瘤标志物从实验室走入临床尚有距离，故不建议仅以此作为胃癌筛查的方法。

（汪学非）

3 分钟了解如何预防大肠癌

由于大肠癌生长速度缓慢，在其达到产生症状、体征之前要经过相当长的时间，早期不易引起注意。因此早期预防显得格外重要。

下面先给大家讲一讲大肠癌的一级预防，一级预防又称病因预防或初级预防，主要针对致病因子或危险因素，是预防疾病发生的根本措施。

那么具体应该如何预防大肠癌呢?

调整饮食习惯和生活方式

首先要有良好的饮食习惯。研究发现，高蛋白、高脂肪、缺乏维生素 A 及低纤维素的饮食习惯和生活方式与结肠癌的发生有重要的关系。

所以，不要偏爱"三高一低"，即高热量、高脂肪（油）、高蛋白（肉类）、低纤维素；少吃烧烤、煎炸及高脂油腻食物。要多吃粗粮、蔬菜等含纤维素多的食物。比如水果（如香蕉）、绿叶蔬菜（如洋白菜、青菜）、薯类（土豆、红薯等）、谷类（如玉米）。同时，应该减少脂肪及动物蛋白（如牛肉）及精制碳水化合物的比例。

这样，一方面可减少肠内中性胆固醇及胆酸浓度，降低肠内细

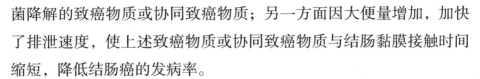

菌降解的致癌物质或协同致癌物质；另一方面因大便量增加，加快了排泄速度，使上述致癌物质或协同致癌物质与结肠黏膜接触时间缩短，降低结肠癌的发病率。

其次要保持大便通畅。粪便中有许多有害致癌物质，若长期居留，对大肠癌的发生会起到推波助澜的作用。食用新鲜蔬菜及减少亚硝酸胺在体内生成，增加大便量，加速粪便的排泄，在结肠癌的预防上有重要的价值。

预防与治疗肠道疾病

特别是积极治疗癌前疾病。如结肠息肉、结肠腺瘤、克罗恩病、溃疡性结肠炎、便秘、血吸虫病及息肉样溃疡。通过普查与随访，尽早切除腺瘤，治疗结肠炎，可降低大肠癌的发病率、死亡率。尤其是对于有家族史者，通过遗传学检查，筛查出高危人群，进行结肠镜检查，是大肠癌预防工作的重要方面。

大肠腺瘤的早期治疗是预防大肠癌发生的重要措施。因此，一旦发生大肠腺瘤应尽早切除，目前随着内镜治疗技术的发展，大部分大肠腺瘤样息肉不需开腹手术，可经内镜完整地摘除。内镜手术患者痛苦小，并发症少，费用低，可同时对多枚息肉切除，并可收集切除的样本进行病理组织学检查。

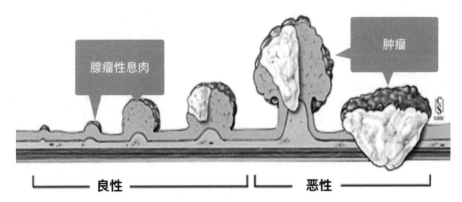

图 46 肠道肿瘤的发展

除此之外，大肠腺瘤的切除术后再发率高达 30%，尤其是术后第 1 年复发的危险性为正常同年龄人群的 16 倍。因此，主张术后至少在 4 年内，每年应做结肠镜检查 1 次，为防止切除不完全，首次检查应在术后 6 个月内进行。

提高自我保护意识

当你发现大便习惯、次数、性质改变，大便表面附着血液及黏液或脓血、腹部隐痛、便意频繁、进行性贫血、无原因消瘦等蛛丝马迹应及时就诊。

高危人群定期普查。如有家族大肠癌史者，有腺瘤性息肉，长期慢性结肠炎，40 岁以上中老年人出现原因不明大便异常者，应及时进行大便潜血及脱落细胞检查，若为阳性就再做电子结肠镜检查。

运动锻炼，提高抵抗力

世界卫生组织（WHO）提出了预防大肠癌的健康十六字方针，即"合理膳食、适量运动、戒烟限酒、心理平衡"。

此外，肥胖尤其是腹型肥胖是独立的大肠癌的危险因素，体力活动过少也是大肠癌的危险因素。体力活动可以促进结肠蠕动，有利于粪便排出，从而达到预防大肠癌的作用。

吸烟与大肠癌的关系还不十分确定，但吸烟是大肠腺瘤的危险因素已经得到证实。目前研究认为，吸烟是大肠癌基因产生的刺激因素，但需要经过大约 40 年的时间才能发生作用。酒精的摄入量与大肠癌也有关系，酒精也是大肠腺瘤的危险因素，但具体原因尚不清楚，减少酒精摄入量有利于预防大肠癌。

（胡健卫）

大肠癌的三级预防

什么是三级预防?

三级预防是疾病预防的科学体系。

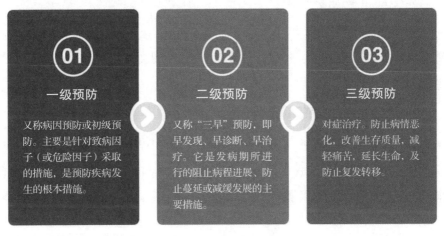

图 47　疾病的三级预防

　　大肠癌是指大肠黏膜上皮在环境或遗传等多种致癌因素作用下发生的恶性病变,预后不良,死亡率较高,是我国常见的恶性肿瘤之一。因此,大肠癌的三级预防显得尤为重要。

一级预防

一级预防又称病因预防或初级预防，主要针对致病因子或危险因素，是预防疾病发生的根本措施。

1. 调整饮食习惯和生活方式

首先要有良好的饮食习惯。研究发现，高蛋白、高脂肪、缺乏维生素 A 及低纤维素的饮食习惯和生活方式与结肠癌的发生有重要的关系。

其次要保持大便通畅。粪便中有许多有害致癌物质，若长期居留，对大肠癌的发生会起到推波助澜的作用。

2. 预防和治疗肠道疾病

特别是积极治疗癌前疾病。如结肠息肉、结肠腺瘤、克罗恩病、溃疡性结肠炎、便秘、血吸虫病及息肉样溃疡等。

3. 提高自我保护意识

当你发现大便习惯、次数、性质改变，大便表面附着血液及黏液或脓血，腹部隐痛、便意频繁、进行性贫血、无原因消瘦等蛛丝马迹应及时就诊。

4. 运动锻炼，提高抵抗力

肥胖尤其是腹型肥胖是独立的大肠癌的危险因素，体力活动过少是大肠癌的危险因素。体力活动可以促进结肠蠕动，有利于粪便排出，从而达到预防大肠癌的作用。

二级预防

肠癌主要是大肠癌，小肠癌罕见。肿瘤分期越高，则表明发现越晚。

大肠癌整体的 5 年生存率为 64%。

Ⅰ期患者的 5 年生存率为 99%。

Ⅱ期患者的 5 年生存率为 87%。

Ⅲ期患者的 5 年生存率为 67%。

Ⅳ期患者的 5 年生存率为 10%。

大肠癌的 5 年生存率与分期关系极大，可见早期发现、早期诊断、早期治疗是提高胃肠道恶性肿瘤疗效的关键。（"5 年生存率"是医学专用词，并不意味着只能活 5 年，而是意味着已接近痊愈。）

早期发现、早期诊断、早期治疗，以防止或减少肿瘤进一步生长至进展期癌，进而发生淋巴结、肝转移引起死亡。大肠癌的发生、发展是一个相对漫长的过程，从癌前病变到浸润性癌，需要经过多年的时间，这为普查发现早期病变提供了机会。

二级预防的重要手段：普查。

三级预防

即对肿瘤患者积极治疗，以提高患者生活质量，延长生存期。

目前对大肠癌患者采取相应部位的结肠癌根治术（包括肿瘤部位的肠段切除及相应部位的淋巴结清扫）为主，辅以适当的放化疗、中医药治疗、免疫治疗，以提高大肠癌的治疗效果。

大肠癌是非常明确的有预防和筛查效果的恶性肿瘤。早期治疗效果好，5 年生存率高达 90%，而晚期治疗效果则相对较差，5 年生存率不足 10%。

而据报道，目前我国临床上大肠癌早期确诊的比例仅为 5%~10%，导致患者的 5 年生存率不佳。而对比美国，早诊早治患者的 5 年生存率为 90%。

45 岁以上（高发地区 40 岁以上）的人群，建议 1~2 年做 1 次肠镜检查，每年体检中的"直肠指检"不要弃检！

（胡健卫）

大肠息肉在肠镜下的处理及术后随访

大肠息肉是指高出于黏膜、突向肠腔的赘生物，可以有蒂，也可以为无蒂、广基。临床诊断的大肠息肉在病理学上包括肿瘤性息肉（腺瘤性息肉）、错构瘤性息肉（幼年性息肉、Peutz–Jeghers 息肉等）、炎症性息肉（血吸虫性息肉、溃疡性结肠炎、克罗恩病等炎症性假息肉）和增生性（化生性）息肉等。

那么，大肠息肉在肠镜下如何处理呢？大肠息肉切除术后又如何随访？

肠镜下如何处理大肠息肉？

肠镜检查发现大肠息肉并准备行内镜下切除治疗，应先进行血常规，出凝血，心电图等检查，如服用抗凝、抗血小板聚集等药物，先停用上述药物 5~7 天，再行内镜下治疗。

1. 结肠镜检查发现单发性息肉

（1）息肉直径 <0.5 厘米：可以采用活检钳钳夹摘除，也可用电凝术或

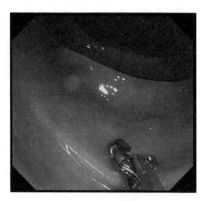

图 48　电凝术

APC 治疗。

（2）息肉直径 >0.5 厘米且有蒂者：可用圈套器行高频电凝电切术切除。

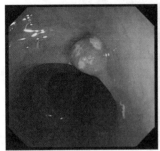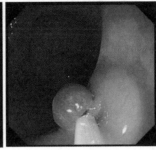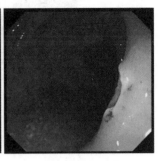

图 49　高频电凝电切术

（3）如果蒂部较粗：可预先用尼龙绳或金属夹夹闭蒂部远端，再行电切术。

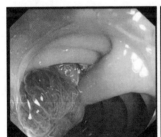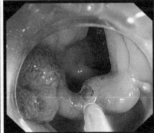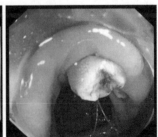

图 50　夹闭后电切术

2. 结肠镜检查发现广基大息肉

（1）直径 <2 厘米的：可采用内镜黏膜切除术（EMR）治疗，即先在病变黏膜下注射生理盐水抬起病变，再用圈套器电切除息肉。

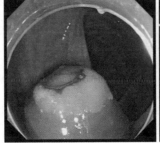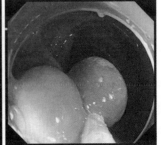

图 51　内镜黏膜切除术

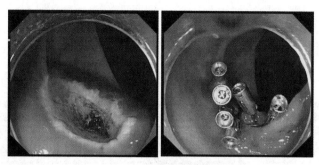

图 52　内镜黏膜下剥离术

（2）对于直径 > 2 厘米的广基大息肉和平坦型病变，即大肠侧向发育型肿瘤（LST）。

如果选择 EMR 治疗，只能通过分块切除的方法，但该方法复发率较高，且不能进行准确的病理检查。故优先推荐采用内镜黏膜下剥离术（ESD），大块、完整地切除病变，并进行完整、准确的病例评估。

大肠息肉切除术后如何随访?

大肠息肉切除后，应强调定期结肠镜随访，以早期发现新的病变和局部复发病变，并及时处理。

（1）推荐对于 1~2 个小管状腺瘤（直径 <10 毫米）以及低级别上皮内癌变的患者在息肉切除术后 2~3 年进行初次随访，具体间隔视患者意愿、医生的选择而定。

（2）推荐对于 3~10 个腺瘤，任何 1 个腺瘤的直径 ≥ 10 毫米、有绒毛结构、高级别上皮内癌变的患者如果确定息肉完全切除且整块切除的在息肉切除术后的第 1 年进行随访。

（3）推荐在 1 次检查中发现 10 个以上腺瘤的患者，随访间隔应在 1 年以内，并考虑是否有潜在家族息肉病的可能。

（4）推荐对于接受分块切除无蒂型息肉的患者应该在随后的 3~6 个月进行随访，从而验证息肉是否被完全切除。

（5）推荐对于疑有遗传性非息肉性结直肠癌的患者加强随访，同时对其有血缘关系的亲属做肠镜检查，排除家族性息肉病（后期大多数癌变）。

（胡健卫）

快速自查大肠癌的症状，看这一篇就够了

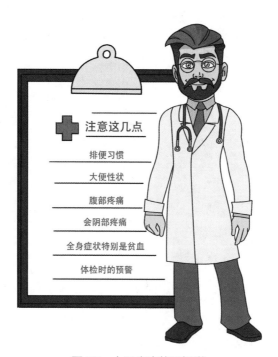

图 53　大肠癌症状早知道

排便习惯改变

排便习惯改变，常为最早出现的症状。多表现为排便次数增多、腹泻、里急后重感，或便秘、排便困难，或者两者交替出现。这是

由于肿瘤对肠道的刺激或堵塞肠腔、浸润肠管所致。

大便性状改变

大便性状改变，多也常为最早出现的症状。主要表现为便血、黏液便和大便形状变细、变扁、有凹槽等。

腹部疼痛、肿块

腹部疼痛也是结肠癌常见症状之一。常为定位不确切的持续性隐痛，或仅为腹部不适或腹胀感。而腹部肿块则多为肿瘤本身引起。当肿瘤侵及肠壁全层后与邻近的脏器或肠腔粘连，也是形成腹块的另一原因。

肠梗阻

如果表现为慢性低位不完全性肠梗阻，请谨慎对待，考虑是否是大肠癌的症状。建议去医院做更详细的检查，如结肠镜等。

会阴部疼痛

会阴部疼痛，常为直肠癌的盆腔广泛转移所致。会阴部，主要指阴部和肛门之间的部位。

全身症状

由于慢性失血、肿瘤溃破、感染、毒素吸收等，会出现食欲不振、贫血、消瘦、乏力、低热等全身症状，其中尤以贫血最易忽视。

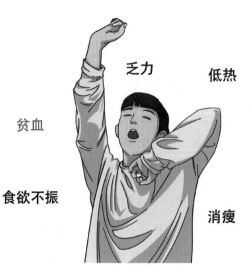

图 54　全身症状

体检时的预警

拿到体检报告后，要注意是否有以下内容。

体格检查时发现肝脏肿块，尤其是多发肝占位，要考虑大肠癌肝转移。

血清癌胚抗原（CEA）升高，正常 CEA<5.0 微克／毫升，超过正常值两倍以上，应警惕大肠癌。

女性卵巢肿瘤者，其中 8% 来自大肠癌转移，凡患有卵巢肿瘤的女性，都应警惕是否由大肠癌转移引起。

（胡健卫）

聊聊对抗乙肝病毒的利器——乙肝疫苗

我国是乙肝大国，全国有 1.2 亿人携带有乙肝病毒。从感染乙肝病毒开始，一般只需大约 25 年的时间，就可以发展为肝硬化或肝癌，而肝硬化和肝癌是导致肝病患者死亡的主要原因。

乙肝病毒是怎样传播的？通常是通过以下 3 条途径。

（1）母婴传播：患有乙肝的母亲，可以传给腹中的孩子。

（2）血液传播：被污染的血液或血液制品，与破损的皮肤黏膜接触。

（3）性传播：没有保护的性行为。

但是，以下行为，包括握手、拥抱、共用餐具和水杯、共用被褥、咳嗽、打喷嚏等，是不会传播乙肝病毒的。既然乙肝病毒没有

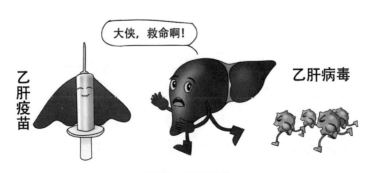

图 55 乙肝疫苗

那么容易传播，那就没有必要接种了吗？

目前，乙肝病毒感染不能根治！接种乙肝疫苗，是预防乙肝病毒感染最有效的手段。而且，接种年龄越小，乙肝疫苗的作用越大。国家卫健委早已将接种乙肝疫苗作为基础免疫工作，即必须在出生时、出生后 1 个月、出生后 6 个月完成乙肝疫苗接种。如果没有完成乙肝疫苗接种，符合以下情况的还是有必要接种。

（1）15 岁以下未免疫者。

（2）家庭成员中有乙肝患者的人群。

（3）免疫功能低下者。

（4）静脉内注射毒品者。

（5）有多个性伴侣者。

（6）医务工作者、接受血液或血制品者、器官移植接受者、托幼机构工作人员。

如何确定乙肝疫苗是否接种成功了呢？

乙肝疫苗全程需接种 3 针，即在接种第一针后，间隔 1 个月和 6 个月接种第二和第三针（0-1-6 程序）。在第三针接种完成后的 1 个月后，检测乙肝表面抗体（HBsAb），如果抗体滴度大于等于 10 mIU/ 毫升，则表示接种成功，否则即为接种失败。

按照 0-1-6 程序接种乙肝疫苗后，是不是以后都不用再接种乙肝疫苗了？

乙肝疫苗接种成功后，一般有数年的免疫保护时间，最长的保护时间可达 22 年。但是，抗体浓度会随着时间的推移逐年下降。对于高危人群，建议 2~3 年复查 1 次 HBsAb 滴度。当体内的抗体滴度不足以保护机体免遭乙肝病毒感染时（一般是指 HBsAb 滴度小于 10mIU/ 毫升），则要接种乙肝疫苗加强针。

（余湘南）

如何有效预防和早期发现原发性肝癌?

为什么很多原发性肝癌患者一发现就是中晚期?原发性肝癌早期症状隐匿,发生上腹部隐痛、腹胀、食欲减退、发热、发力、皮肤瘙痒等,往往容易被忽视。如何有效预防和早期发现原发性肝癌成为大家普遍关注的问题。原发性肝癌可防可控么?接下来将从原发性肝癌的高危人群、原发性肝癌的筛查和预防建议三方面一探究竟。

原发性肝癌的高危人群为 40 岁以上,尤其是男性,并合并以下高危因素者。

(1)病毒型肝炎,乙型病毒 HBV 和丙型病毒 HCV 感染所致的慢性肝炎位居肝癌发病首要高危因素。

(2)酗酒导致的酒精性肝病不容忽视,为肝癌高危因素。

(3)由于目前我国肥胖和代谢综合征(比如糖尿病)患病率增长迅速,非酒精性脂肪性肝病(NAFLD)患病率已超过欧美发达国家,也是肝癌高危因素之一。

(4)其他肝癌高危因素还包括致癌物质的长期暴露,比如食用被黄曲霉素和马兜铃酸污染的食物(发霉的花生和玉米等)、污染的水源等。

（5）肝癌家族史，一般和遗传易感性、乙肝病毒感染或者家族饮食生活习惯有关。

（6）其他原因引起的肝硬化。

针对原发性肝癌高危人群的早期筛查，建议高危人群至少每隔6个月进行1次肝脏超声显像和血清甲胎蛋白（Alpha-fetoprotein，AFP）肝癌早期筛查。

血清甲胎蛋白（AFP）的检测的正常值为：AFP ≥ 400微克/升。在排除妊娠、慢性或活动性肝病、生殖腺胚胎源性肿瘤以及消化道肿瘤后，高度提示肝癌，但甲胎蛋白升高并不完全等于得了肝癌。

影像学检查：超声造影、增强CT与磁共振成像（MRI）检查为最重要的影像学检查方法。

最后给大家提几点原发性肝癌预防的建议。

（1）接种乙肝疫苗是预防HBV感染最有效的方法，共接种3针，接种第1针疫苗后，在1个月和6个月注射第2针和第3针，接种乙型肝炎疫苗越早越好。

（2）合理膳食，避免吃发霉变质的食物，不喝污染的水。

（3）减少饮酒，尤其肝炎更需要控制饮酒。

（4）每天保证适当的运动时间和运动强度，以及减少高脂肪、高油脂、高胆固醇食物的摄入，预防脂肪肝。

最后一点很重要，及时治疗，一旦出现右上腹不适、腹胀、食欲减退、发热、乏力、皮肤瘙痒等症状应提高警惕，及时就医筛查原因，一旦发现患有肝炎、肝硬化，及早治疗，防止癌变的可能。

（林霞晖）

小心，糖尿病背后可能藏着"癌王"

　　体型不胖的李大爷今年 62 岁，刚退休两年，没怎么享清福，疾病接二连三找到他，先是半年前诊断出糖尿病，最近听说已经胰腺癌晚期了，真是令人难以置信。

　　胰腺癌被称为"癌中之王"，5 年生存率不足 10%，也就是说一旦被诊断为胰腺癌，90% 以上的患者相当于被判了死刑。其中 1 个原因是胰腺癌很难被早期发现。那么，李大爷的胰腺癌跟他的糖尿病有关系吗？糖尿病和胰腺癌的关系在某些情况下有点像鸡和蛋的

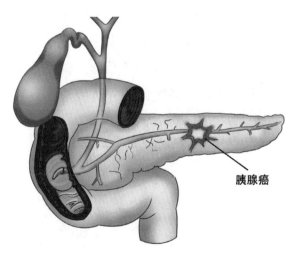

胰腺癌

图 56　沉默的"刽子手"："癌中之王"胰腺癌

关系，糖尿病是胰腺癌的独立危险因素，也就是说糖尿病可以促进胰腺癌的发生，有47%的胰腺癌患者伴有糖尿病，这一发病率是同年龄的非胰腺癌患者的7倍之多；另一方面，新发糖尿病可能是胰腺癌的早期表现，有助于胰腺癌的早期诊断。

听了糖尿病与胰腺癌的关系，"糖友"们坐不住了。请不要恐慌，在新发的糖尿病中，只有百分之一的人是由胰腺癌引起的，大部分还是单纯的糖尿病；而长期患糖尿病的患者，患胰腺癌的风险也仅约为普通人的2倍。那么，如何有效地早期发现胰腺癌呢？显然，对所有糖尿病患者进行胰腺癌筛查是对医疗资源的巨大浪费，我们要锁定目标人群对其进行筛查。目标人群分为4类：遗传性胰腺癌高危个体、新发糖尿病患者、慢性胰腺炎患者和胰腺囊性肿瘤患者。遗传性胰腺癌高危个体是指具有胰腺癌家族史（1个家庭中至少有2个互为一级亲属的成员被诊断为胰腺癌）或已证实携带胰腺癌易感基因的个体。另外读者可能会困惑，所有的糖尿病不都有新发的那一刻吗？这里的新发糖尿病指的是50岁以上且基础体型不胖和（或）不明原因体重下降以及短期内血糖波动较大的新发糖尿病患者。

对于该部分目标人群该如何筛查呢？建议第一次检查要做空腹血糖、糖化血红蛋白、血清肿瘤指标糖类抗原19-9（CA19-9），并联合磁共振（MRI）或超声内镜或CT检查。除了定期筛查，建议这部分人群戒烟戒酒，均衡健康饮食，并适度进行体育锻炼，保持正常的体重，避免李大爷的悲剧重演。

（姚群燕）

处方笺

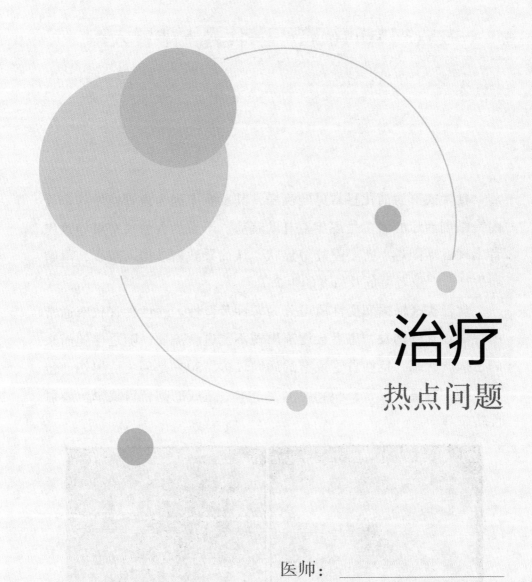

治疗
热点问题

医师：_____

临床名医的心血之作……

食管狭窄的福音——食管支架置入术

食管狭窄为消化科常见的疾病，其发病率因为食管癌发病率及内镜微创治疗的增多呈逐年上升的趋势。严重的食管狭窄可导致患者出现吞咽困难、恶心呕吐等症状，从而导致营养摄入减少，电解质失衡，严重者可危及患者的生命。

食管狭窄根据病变性质可分为恶性及良性。恶性食管狭窄通常由晚期食管癌诱发，患者会逐渐出现不能进食流质，随之伴随而来的恶病质状态。良性食管狭窄的病因较多，80% 是消化性损伤，包括异物，内镜下食管黏膜剥离术，手术后造成的吻合口狭窄、放射性狭窄等。

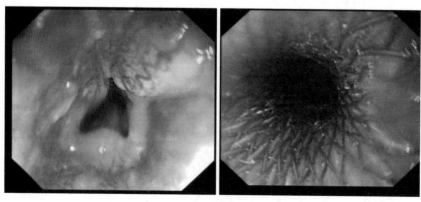

图 57　食管狭窄

临床上恶性食管狭窄发病率较高。在该疾病治疗中，支架置入被欧洲胃肠道内镜学会定为最佳治疗方案，尤其在晚期食管癌的姑息治疗中，显得尤为重要。

1976年，食管支架最初被提出，逐步从刚性塑料支架、不锈钢支架、镍钛合金支架、聚酯塑料支架到生物可降解支架等不同材料和结构中得到改进。支架可能会移位、滑脱，甚至造成再次狭窄等并发症。但是，食管支架置入术可减少对周围食管组织的损伤，且并发症少，恢复时间快。对于晚期食管癌合并吞咽困难的患者，该治疗可维护患者进食的诉求，赋予了他们更佳的生存体验，提高了患者的生存质量。

（刘庭玉）

肝硬化患者出现腹水怎么办?

我们知道腹水是肝硬化患者最常见的并发症,严重影响肝硬化患者的生存质量,那么肝硬化患者出现腹水应该怎么办?

肝硬化患者在疾病发展过程中易出现腹水,应该立即至消化科或肝病科门诊就诊;同时肝硬化一旦出现明显腹水,如果不给予特定治疗措施,腹水则不太可能自行消退。

肝硬化腹水的初始治疗包括改善生活及饮食方式(如戒酒、限制钠盐摄入)、利尿剂治疗等,腹水过多、腹腔张力过大者还可接受治疗性穿刺放液。

首先,从饮食而言,存在腹水的肝硬化患者每日钠摄入量应严格控制,最好不要超过2克,至于水的摄入量通常不需要严格控制,除非患者出现严重的低钠血症,需要进行液体量摄入限制。

通常仅仅通过限制钠盐摄入对控制腹水是不够的,大部分患者还需要药物治疗,最先选择的可能是利尿剂治疗,通常利尿剂治疗方案为螺内酯与呋塞米的联合治疗,治疗期间需监测血电解质情况,同时根据病情调整用量,如病情需要可单用螺内酯治疗。通常肝硬化患者合并存在低蛋白血症,因此补充白蛋白联合利尿剂的应用则可加快腹水的消退,当然每日腹水消退量也不可过快,过快容易诱发相关肝硬化并发症如电解质紊乱、肝性脑病、氮质血症等，对于仅存在腹水不合并水肿的患者液体清除速率应控制在 500 毫升/天，而对于合并水肿的患者可适当增加。

此外，还需要针对不同的肝硬化病因进行治疗，比如酒精性肝硬化、病毒性肝炎所致肝硬化、自身免疫性肝硬化等都应针对病因进行治疗，可以一定程度改善肝功能或减轻腹水。

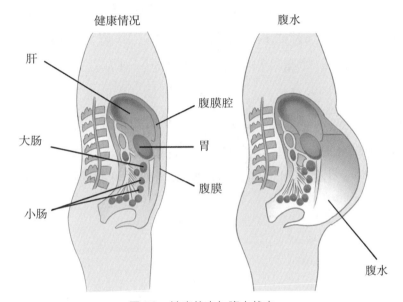

图 58　健康状态与腹水状态

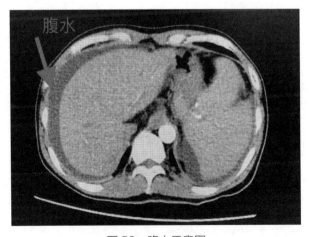

图 59　腹水示意图

　　当然还需要提醒肝硬化患者，不可随意使用其他药物，特别是存在潜在损害肝功能可能性的药物，如中药、部分抗生素等。这里还需特别指出目前被广泛应用的血管紧张素转换酶抑制剂（ACEI）、血管紧张素Ⅱ受体拮抗剂（ARB）类药物、非甾体抗感染药（NSAIDS）、非特异性β受体阻滞剂等，随着冠心病、原发性高血压、慢性肾脏病等疾病的广泛流行，上述药物可能被广泛应用，这些药物对于腹水的消退有很大影响，需慎重使用。

　　最后在腹水治疗过程中需要做好监测工作以调整治疗方案，除监测相关指标如体重、肝功能、肾功能、血常规、电解质、血氨外，还需监测并发症的发生发展情况如自发性腹膜炎、肝性脑病、肝性胸腔积液等，对于通过上述基本或初始治疗无效的患者，可考虑持续腹腔穿刺放液、经颈静脉肝内门静脉分流术（TIPS术），当然大部分肝硬化是不可逆的，最后腹水的根治可能需要进行肝移植。

（周达）

肝癌介入治疗——给肿瘤"添添堵"

今年年初，一向身体很好的王大爷总是觉得肚子胀胀的，以为是过春节吃得过量，就没有特别注意。可是一段时间下来这样的症状还是不见好转，于是去医院做了仔细的检查。经过数日的奔波，王大爷被确诊为肝细胞癌，不过好在还处于早期，可是王大爷一家却心急如焚、不知如何是好。

见到医生后，王大爷着急地询问："医生，您看我得的到底是不是肝癌？我怎么会得这个毛病的？"

医生："王大爷您好。我已经仔细看了您的门诊病例以及影像学资料，从目前来看您患有肝细胞癌的可能性非常大。这个病在我们国家主要和乙肝感染相关性非常大，我看您门诊查血结果也是乙肝阳性的。"

王大爷："哎，我们老一辈的那会儿条件不好，很多人都有乙肝，只是一直也没什么感觉，就没有注意和治疗。您看现在我该怎么办？急死我了。"

医生："不用着急王大爷，您听我说。您的情况目前我们认为非常适合做介入治疗。"

王大爷："什么是介入治疗？我不是早期的吗？听说其他患者都

做的手术切除。"

医生："我们所说的介入治疗全称是经动脉灌注化疗栓塞，是一种非手术的肝癌微创治疗方法。您的肿瘤尽管不大，也没有扩散的迹象，可是它紧挨着肝脏的大血管，手术风险比较大，因此我们推荐您做介入治疗。"

王大爷："第一次听说这个，您能不能和我详细讲讲？"

医生："好的，没问题。我们所谓的介入治疗其实也很容易理解，就是会将一根管子从您的大腿根部的血管输送到肝脏的血管里。您也知道，肿瘤它也得吃东西，那靠什么吃呢？对，就是血管。肝脏的肿瘤往往会有很多血管供应，就像很多河流一样，给肿瘤运送一船一船的营养。我们就是把药从这根管子里直接打到肝脏内肿瘤的部位，就像造了一条人造运河，我们的药就是石头，顺着这条运河把石头送到汇聚在肿瘤的河流中，把运送食物的河流堵死，这样肿瘤就没有饭吃，就饿死了。当然啦，我们还会打入一些化疗药，增强治疗的效果。您明白了吗？"

王大爷："太形象了，我大致能够听懂介入治疗是什么意思了，就是给肿瘤'添添堵'嘛！那我什么时候可以做？需要我准备些什么吗？"

医生："一般入院后会对您进行常规的抽血检查，如果您血细胞数目、凝血功能、肝肾功能等都在合适的范围内，很快就可以进行治疗了。介入治疗是一种微创治疗，是在局部麻醉下进行的，您做治疗之前需要停一顿饭以防呛咳，然后放松心情就好啦！"

王大爷："听您这么一说，我倒不太害怕了，不过还是担心这个介入治疗会不会有什么不良反应？"

医生："通常来说，介入治疗结束后可能会出现腹痛、恶心、发热等情况，不过这一般是由于药物的作用所致，并且每个人的反应都不一样，有的人做完什么感觉都不会有，而有的人则反应比较大。针对每一种情况我们都会有相应的处理措施，减轻患者的痛苦。而往最坏的情况说，每一种治疗都会有危及生命的风险，比如大出血、过敏性休克等，但是这类风险相对很小，我们的手术医生经验也极其丰富，会在确保安全的情况下进行治疗。"

王大爷："这下我就放心了。我还想请教下，介入治疗效果如何？我只需要做这一次吗？"

医生："介入治疗是目前肝癌的重要治疗方式，能够有效地阻止肿瘤继续长大。一般来说，您首次进行介入治疗后1个月就需要复诊，评估病情，前三月可能每个月都要做1次治疗，之后可以根据病情发展调整治疗间隔。只是每一位患者情况都不同，当然也存在有好有坏的情况，医生会竭尽所能为每一位患者制订治疗方案，除了介入治疗外我们还会协同其他药物或其他治疗方式。"

王大爷："非常感谢您的耐心解答，我现在对我的情况了解很多了，之后我一定配合医生治疗！"

医生："感谢您对我们的信任。希望您听了我的介绍之后可以舒心。"

（孙嘉磊）

胃肠道间质瘤的症状及治疗

胃肠道间质瘤（GIST）是胃肠道最常见的间叶源性肿瘤，大多数患者具有 c-kit 或 PDGFRA 基因活化突变，全国每年的发病率为 10~20/100 万，胃肠道间质瘤老年人多发，年龄在 60~65 岁之间，儿童和年轻人少见。大部分发生在胃（50%~70%）和小肠（20%~30%），结直肠占 10%~20%，食道占 0~6%，肠系膜、网膜及腹膜后罕见。

胃肠道间质瘤的主要临床症状有哪些？

因肿瘤的大小、位置等差异，临床症状变化多样，主要表现为腹痛和胃肠道出血（呕血、黑便），部分还可出现吞咽困难、腹部包块等，早期多无明显不适，如以上症状持续时间 4~6 个月请尽快就医。

胃肠道间质瘤该如何诊断？

诊断多依赖于胃肠镜和 CT、MRI 等影像学检查。病理检查活体组织形态和免疫组化是诊断胃肠道间质瘤的"金标准"。

通过基因检测确定基因突变类型对诊断以及后续的靶向药物治疗均具有重要的意义。

胃肠道间质瘤该如何治疗？

胃肠道间质瘤的治疗主要包括手术治疗和药物治疗两种方法，经过医生对肿瘤的部位、大小、转移情况以及患者的身体情况进行综合评估后采用个体化综合治疗方案。

若肿瘤可以完整切除，手术是首选的治疗手段，应根据肿瘤的部位、大小和生长方式等综合分析选择内镜下切除、腹腔镜切除或开腹手术，手术方式包括局部或楔形切除、近端胃切除、远端胃切除、全胃切除和联合脏器切除术等。

如肿瘤较大或出现其他脏器转移，则需增加靶向药物治疗或介入治疗。

哪些患者术前需要药物治疗？

对于术前估计难以达到完整切除、肿瘤巨大（>10 厘米）、肿瘤部位特殊（如胃食管接合部）估计手术风险较大，术后复发率和死亡率均较高，需要实施多脏器联合切除手术者和复发转移及手术切除困难者建议进行术前靶向治疗，伊马替尼是不可切除胃肠道间质瘤患者的一线治疗药物，治疗时间建议 6~12 个月。

胃肠道间质瘤患者手术切除后，还需要继续治疗吗？

根据上述分级，中高危胃肠道间质瘤患者手术切除肿瘤后应继续使用靶向治疗。只要患者胃肠道功能恢复且能耐受药物治疗，应尽快给药。

术后治疗的剂量为伊马替尼 400 毫克 / 天，需注意服用伊马替尼治疗的患者，应注意避免进食葡萄柚。

（汪学非）

胃癌的治疗方法有哪些？

"医生，得了胃癌是不是没救了？我是不是像电视剧里那样，就只有几周、几个月的时间了？"

诚然，作为世界上最穷凶极恶的疾病之一，癌症对我们的生命健康有着极大的威胁。但在我们与癌症不懈斗争的百余年来，我们也有了许多应对癌症的武器。

面对胃癌，我们可以选择许多治疗方式。

手术治疗

1. 根治性手术

当胃癌势力尚弱，没有向远处转移，而患者身体状况尚好，可以耐受手术时，我们可以通过手术把肿瘤从患者的身体里取出来消灭癌症。

手术治疗是胃癌治疗最主要的手段。

2. 姑息性手术

当胃癌已经以压倒之势在患者身体里胡作非为，堵塞、积压患者的胃肠道，给患者带来巨大痛苦时。尽管我们不能通过手术把肿瘤全部清除，但我们可以通过切除部分肿瘤减轻症状，或通过改造

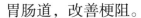

胃肠道，改善梗阻。

内镜治疗

内镜在近年的胃癌治疗中也发挥着巨大作用。当胃部肿瘤在我们胃内根基尚浅，也还没有搭上淋巴结的"顺风车"四处扩散时，我们可以借助内镜消灭肿瘤，即把内镜伸进胃里，用特殊的技术，把病变部分完整地"刮取"下来。这个过程中，我们常用到内镜下黏膜剥离术ESD，此方法利于早期胃癌根治和晚期胃癌的辅助治疗。

同时，在一些出现胃肠道狭窄、功能受损的晚期胃癌患者中，通过内镜放置支架、扩张狭窄、放置营养管等方式，一定程度上有助于改善患者的生活质量。

药物治疗

通过药物杀伤体内肿瘤细胞，是治疗手术没有或无法完全清除的肿瘤及晚期不能接受手术患者的重要手段。有效的药物治疗，可以减少肿瘤的转移、残留、复发。

同时，通过手术前化疗，我们可以减少肿瘤的转移，让肿瘤变得更小、更弱势，从而提高手术完全切除它的可能性，即平时所说的"新辅助化疗"。

放射治疗

由于胃深藏在腹腔里，和对放射线敏感且容易受损的肝、肾、脾、脊髓等脏器为邻，导致放射治疗在胃癌的治疗中受到很大限制。

但随着新放射源、放射技术、放射增敏药物的出现和革新，放射治疗在胃癌治疗中逐渐发挥出更大的作用。尤其在与化疗联合时，表现出良好治疗效果。

生物治疗

随着现代分子生物学、免疫生物学和基因工程的发展，生物治疗在胃癌的治疗中逐渐占据一席之地。

近年来，尤其得益于晚期胃癌在免疫治疗方面取得的重大突破，免疫疗法在胃癌治疗方针中扮演起越来越重要的角色，从联合传统化疗，成为晚期、转移性胃癌的一线治疗方案，到被广泛证实在局部进展期胃癌的新辅助治疗中与化疗相辅相成，为病灶潜在可切除的胃癌患者带来更好的手术机会，免疫治疗为延长、改善进展期胃癌患者的生存带来了希望。

同时，得力于基因组学技术发展而日渐丰富、完善的胃癌分子分型，也为筛选更有机会从免疫治疗中获益的患者提供了有效工具。而在免疫治疗因此得以更精准地施用在合适的患者身上的同时，技术的进展和研究证据的累积也将为更多潜在免疫治疗的靶点的发现带来机会。

我们和胃癌的斗争还在继续，在医学和技术的进步下，未来我们会拥有更多武器，也会更加游刃有余地面对胃癌。

（汪学非）

胃癌的靶向治疗与免疫治疗

胃癌在全世界范围内都是一种常见的恶性肿瘤，包括中国、日本、韩国在内的诸多东亚国家是胃癌最高发的地区。虽然胃镜筛查的逐渐普及使得更多的胃癌患者在早期获得诊治，但仍有一部分患者因为早期没有明显的不适，等到发现的时候已经错过了最佳治疗的时机。此外，还有部分患者经过化疗和（或）手术虽然病灶得以控制，但随着时间延长仍出现复发或转移。目前晚期胃癌的主要治疗方式包括全身化疗和（或）姑息性手术，但整体疗效不尽如人意，只有大约一半的患者能活到8~11个月。近年来，随着一些肿瘤靶向治疗和免疫治疗药物进入临床试验并且成功上市，胃癌的治疗也取得了一定的突破。

何为靶向治疗，何为免疫治疗

分子靶向药物可以看作先进的激光制导导弹，能够特异性识别肿瘤细胞表达的生物学靶标（正常细胞往往不表达或低表达），阻断与肿瘤生长转移相关的信号。根据药物分子的大小，分子靶向药物可分为大分子单克隆抗体（主要阻止细胞外的信号传递给肿瘤）和小分子化合物（主要阻止信号在肿瘤细胞内发挥作用）。而免疫治疗指的是通过各种手段增强机体自身的抗肿瘤免疫反应，从而控制与清除肿瘤的一种治疗方法。肿瘤免疫治疗包括免疫检查点抑制剂、肿瘤疫苗、细胞过继免疫治疗、治疗性抗体等。

胃癌的分子靶向治疗介绍

曲妥珠单抗是靶向作用于人表皮生长因子受体 2（HER2）的单克隆抗体，最初用于治疗 HER2 阳性的乳腺癌患者。2010 年，一项药物临床试验显示曲妥珠单抗联合标准化疗能将 HER2 阳性的晚期胃癌患者的生存时间由 11.1 个月延长至 13.8 个月。基于这项研究，曲妥珠单抗被批准用于高表达 HER2 的晚期胃癌患者，成为第一个应用于胃癌的分子靶向药物。

雷莫芦单抗是靶向作用于血管内皮细胞生长因子受体 2（VEGFR2）的单克隆抗体，多项药物临床试验证实其有助于延长一线化疗耐药的晚期胃癌患者的生存时间。2014 年 4 月，雷莫芦单抗获美国食品药品监管局（FDA）批准用于一线化疗失败的晚期胃癌患者。

阿帕替尼是我国自主研发的靶向作用于 VEGFR2 的小分子化合物。国内的一项临床试验显示，多种化疗药物治疗失败的晚期胃癌患者应用阿帕替尼可明显延长生存时间（由 4.7 个月延长至 6.5 个月）。阿帕替尼虽然目前仅在我国获批应用，但进一步的国际性临床试验已在进行中，后续可能为更多的晚期胃癌患者带去福音。

胃癌的免疫治疗介绍

胃癌中的免疫治疗目前主要集中于免疫检查点抑制剂。免疫检查点是指免疫系统中存在的一些抑制性信号通路，类似汽车的刹车系统，用于防止免疫系统误伤正常的细胞，但也可被肿瘤细胞利用于逃避免疫系统的识别和杀伤。免疫检查点抑制剂，顾名思义，即通过去除肿瘤的"刹车"效应增强机体的抗肿瘤免疫反应，作为一种新兴的治疗方式在黑色素瘤、肺癌等肿瘤中取得了令人鼓舞的疗效。

帕博利珠单抗（Pembrolizumab）是靶向作用于程序性死亡受体PD-1的单克隆抗体。研究显示，帕博利珠单抗能缓解部分晚期胃癌患者的肿瘤病灶，且 PD-L1 阳性患者的缓解率更高，缓解时间更长。考虑到大部分患者接受过二线及以上的化疗，这一结果对于原本已无治疗希望的晚期患者来说具有重大意义。2017 年 9 月，FDA加速批准帕博利珠单抗用于二线及以上化疗失败，且 PD-L1 阳性的晚期胃癌患者。Nivolumab 是另一种靶向 PD-1 的单克隆抗体，一项在日本、韩国进行的研究显示 Nivolumab 能够延长二线及以上化疗耐药和（或）不可耐受的晚期胃癌患者的生存时间（由 4.14 个月延长至 5.32 个月），且药物相关不良反应发生率低。此外，还有关于Nivolumab 和其他免疫检查点抑制剂联合应用的报道，联合免疫治疗可能提升疗效，但同时不良反应发生率也会升高，仍需进一步研究探索。

为什么分子靶向治疗和免疫治疗在胃癌中没这么普及？

虽然分子靶向治疗和免疫治疗在一定程度上延长了晚期胃癌患者的生存时间，且相较于传统化疗不良反应明显减少，但其在胃癌的系统性治疗中仍处于较为弱势的地位。首先，化疗目前仍是晚期胃癌患者的主要治疗手段，化疗药物治疗失败或者不耐受的患者才是靶向治疗和免疫治疗的目标群体。表达某类特殊生物学标记物的胃癌患者虽然也可以考虑在化疗时联合靶向药物或免疫治疗，但如何筛选合适的患者目前也是一大难题。其次，不同患者或同一患者不同病灶间的肿瘤细胞分子生物学特征不同，导致靶向药物和免疫治疗药物仅对特定类型的肿瘤细胞起效。最后，虽然药物临床试验显示分子靶向或免疫治疗药物对患者生存时间的延长作用具有统计学意义，但实际的提升效果并不十分明显，而昂贵的药物及检测费用却明显增加患者家庭的经济负担。

总结

虽然目前靶向治疗和免疫治疗的适用人群有限，疗效不尽如人意，但随着对胃癌分子分型和肿瘤微环境研究的不断深入，靶向治疗和免疫治疗将会更加个体化，疗效也更加确切。

（薛安慰）

正确理解胃癌手术

胃癌手术的分类

我国是一个胃癌发病大国，每年胃癌的发病人数约为68万。目前，手术仍是治疗胃癌的主要方式之一。胃癌的手术总体上分为两大类，一类是根治性手术，另一类是姑息性手术。根治性手术是可能将疾病治愈的一种手术方式。我们将原发肿瘤、可能被肿瘤侵犯的淋巴结和受侵犯的组织一同切除，清除肉眼可见的所有病灶，从而使患者获得可能治愈的机会。而姑息性手术则是指缓解患者症状、延长患者的生存期的一种手术方式。与根治性手术相比，它不要求切除所有的肿瘤病灶，而是以尽可能小的创伤提高患者的生活质量，在某些情况下可以为后续进一步的治疗提供条件。在决定手术方式之前，医生会全面地评估患者的全身状况、胃癌的病理类型、侵犯深度、转移情况和手术可行性，最终选择合适的手术方式。下面，我们来具体说说这两大类手术。

胃癌的根治性手术

我们平时在医院中最常见的是胃癌的根治性手术。如何理解手术名称中的"根治"两个字一直是困扰患者的问题。我们知道，胃癌是一种恶性肿瘤，它拥有向外侵犯、转移的特性。恶性肿瘤一旦发生就有一定的可能性在身体其他部位播下肉眼不可见的"种子"，正是这些"种子"导致了胃癌的复发和转移。比如胃癌常见的有胃周围淋巴结的转移，其次是远处的肝脏转移、远处淋巴结的转移和腹腔种植转移等。而根治性手术的目的并非处理这些远处肉眼不可见的"种子"，而是切除肿瘤原发灶及其周围易被侵犯的组织（包括胃周围的淋巴结等），从而断绝肿瘤进一步向外扩散和"播种"的可能，尽可能消除肿瘤，为患者提供长期生存的机会。所谓根治性手术往往指的是一种手术操作规范，医生按操作规范切除肿瘤的原发灶及周围的淋巴结等组织，以最大程度地发挥治疗效果，同时不至于给患者带来过大的创伤。现在我们理解了什么是根治性手术，它是一种积极处理原发病灶、阻止肿瘤进展和扩散的有效手段，也是目前针对非晚期胃癌最有效的手段。

　　那么，接下来我们再来谈谈医生在根治性手术中会选择切除胃的大小的问题。也就是老百姓常常问的"胃能否保住"的问题。要讨论这个问题，我们必须先来瞧瞧胃分为哪几个部分。下面介绍的

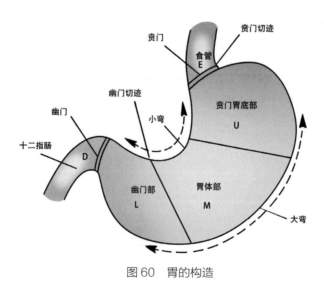

图60　胃的构造

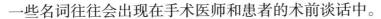

一些名词往往会出现在手术医师和患者的术前谈话中。

胃从上到下可分为贲门胃底部、胃体部和幽门部。我们可以把贲门比作胃的"入口"，食物吃下去以后全都通过贲门进入胃里，贲门可以防止胃里的食物返流入食管。而幽门则是胃的"出口"，食物在胃里被搅拌后通过幽门输送到小肠。依据国际上根治性手术的操作规范，切除的胃的范围是由胃癌的位置和肿瘤的严重程度来决定的。根治性胃癌手术要求胃的切缘距离肿瘤本身要有足够的安全距离来保证肿瘤被切干净，一般为 2~5 厘米。同时，手术还要求胃周围的淋巴结一起被切除，以降低术后复发和转移的概率。常见的根治性胃癌手术包括以下几种。

（1）全胃切除术：切除的范围是从贲门至幽门的整个胃。该手术适用于早、中期贲门胃底部癌、胃体癌，或胃癌直径较大者。

（2）远端胃切除术：切除病灶及其下部的所有胃直至幽门，保留贲门。这一手术将切除超过 2/3 的胃。该手术适用于早、中期幽门部和少数位于胃体下部的胃癌。

（3）近端胃切除术：切除病灶及其上部的胃（包括贲门），保留幽门。该手术适用于胃上部的肿瘤并且可以保留一半以上的胃的情况。

（4）扩大根治术：该手术除了要做全胃切除外，为了清除胃周围的肿瘤组织而将胰腺连带脾脏整块切除。若肿瘤直接侵犯到了肝脏、结肠和小肠等，但尚在可切除范围内，可将受到肿瘤侵犯的脏器行局部切除。该手术适用于肿瘤体积较大，肿瘤本身（非转移灶）侵犯了周围其他脏器，但尚在手术可切除范围内的情况。

胃癌的姑息性手术

我们在临床有时还会见到一些患者，当确诊胃癌时已经进入了肿瘤晚期，虽然我们判断肿瘤不可能通过手术完全切除，但手术可以缓解患者症状，延长患者的生存期，提高生活质量，甚至为进一步综合治疗创造条件。这时候我们可以酌情采用姑息性手术治疗，然后再配合综合治疗。常见的姑息性胃癌手术包括以下几种。

（1）姑息性切除手术或旁路手术：一些晚期胃癌患者会出现严重影响生活质量的症状，包括胃出血、无法进食等。我们可以将肿瘤的部分病灶进行有效的切除来缓解患者胃出血的症状。而针对由于幽门梗阻而无法进食的患者，可以将胃和小肠越过肿瘤梗阻部位进行连接，使食物跨过被肿瘤堵住的部位直接进入小肠，从而解决患者吃饭的问题，保证患者的营养摄入。

（2）减瘤手术：减瘤手术是指患者没有出血、狭窄、疼痛等因肿瘤引起的症状，对此类患者进行的胃切除术。其目的是减小肿瘤负荷，延迟不良症状出现的时间，延长生存。

消化道的重建

在切除胃之后，医生会把消化道重新衔接起来，以恢复患者消化的功能。但很多患者会担心，没有了胃之后该如何吃饭。其实胃的主要功能是暂时存储食物和搅拌、研磨食物。虽然胃也承担了部分吸收营养物质的功能，但是营养吸收的功能大部分由小肠来完成。因此，在胃切除后，患者消化大块食物的能力和单次进食的食量确实会下降，部分患者可能出现进食后恶心、呕吐、腹泻、腹胀、体重减轻等并发症。但是只要患者遵循少吃多餐、细嚼慢咽的原则，吃一些易消化的食物，听从医生的营养指导，一般来说上述并发症多数都是可控的，大多数患者的营养状况也基本能够得到保障。

（张启）

胃癌的腹腔镜微创手术

腹腔镜手术是一种近几年得到广泛开展的微创手术方法，整个手术系统包括腹腔镜、能源系统、光源系统、灌流系统和成像系统。腹腔镜手术在密闭的腹腔内进行操作，手术医师在显示屏监视、引导下，于腹腔外操纵手术器械，对病变组织进行探查、电凝、止血、组织分离与切开、缝合等操作。1991 年日本医生北野首次开展了腹腔镜胃癌根治术。目前，腹腔镜胃癌根治术已经在世界范围内得到较为广泛的发展。

哪些患者适合腹腔镜胃癌手术呢？

（1）早中期胃癌。手术前，需要通过增强 CT 和胃镜等检查来评估胃癌的分期，早中期的胃癌患者适用腹腔镜手术。

（2）用于帮助胃癌患者判断病情。腹腔镜手术可以用于胃癌患者的探查，可以了解肿瘤是否已经是晚期。

（3）晚期胃癌的姑息手术。可以通过腹腔镜技术对晚期胃癌患者行胃和小肠的短路手术，解决吃饭的问题。

哪些患者不能采用腹腔镜胃癌手术呢？

（1）晚期肿瘤。晚期肿瘤组织广泛浸润周围组织如胰腺、十二指肠、横结肠等不宜采用腹腔镜手术。

（2）有严重心、肺、肝、肾疾病，经受不住手术强度者。

（3）凝血功能障碍、血液不容易凝固、手术容易出血的患者。

（4）妊娠的患者。

（5）不能耐受 CO_2 气腹。所有的腹腔镜手术均需往腹腔内充 CO_2，如果不能耐受则不能行腹腔镜手术。

（6）胃癌急诊手术。如胃癌合并出血、穿孔、梗阻等需急诊手术，不应使用腹腔镜手术。

腹腔镜胃癌手术的方式有哪些？

胃癌的腹腔镜手术与开放手术相比，手术切除的范围是相同的，也就是说腹腔内的操作是一样的。腹腔镜手术通过小切口或小孔进行，而开放手术通过腹部大切口进行操作。目前主要的手术方式有以下几种。

（1）全腹腔镜胃癌根治术：胃切除、淋巴结清扫、消化道重建均在腹腔镜下完成，技术要求较高，且由于操作空间和器械的限制，行消化道吻合的安全性有一定的局限。

（2）腹腔镜辅助胃癌根治术：胃游离、淋巴结清扫在腹腔镜下完成，胃切除或吻合经腹壁小切口辅助完成，是目前应用最多的手术方式。

（3）手辅助腹腔镜胃癌根治术：在腹腔镜手术操作过程中，经腹壁小切口将手伸入腹腔进行辅助操作完成手术。该手术方式目前应用已经较少。

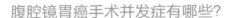

腹腔镜胃癌手术并发症有哪些？

总体而言，腹腔镜胃癌手术和开腹胃癌手术一样，安全性都比较高。两种手术的并发症绝大多数是类似的，也有少部分并发症是腹腔镜手术特有的。

（1）腹腔镜手术特有的并发症：①气腹相关并发症，因腹腔镜手术需要向腹腔内充 CO_2 从而获得手术操作的空间，因此部分患者术后可能出现心肺功能异常；②穿刺孔的出血，腹壁通往腹腔的通道出现出血；③穿刺孔疝，多发于老年、腹壁薄弱患者，腹腔内脏器官和组织通过穿刺孔的部位突出。

（2）胃手术相关并发症：①腹腔内出血，是导致术中中转开腹及术后行再次手术的重要原因之一。②吻合口出血，一般术后吻合口出血经胃镜止血和保守治疗能治愈；出血量大或保守治疗无效时须手术止血。③吻合口瘘，吻合口愈合不良导致胃肠内容物及消化液流入腹腔，导致严重的腹腔感染，严重者危及生命。④十二指肠残端瘘，十二指肠的断端愈合不良的渗漏导致消化液流入腹腔，导致腹腔感染。⑤胰瘘，常常由于肿瘤侵犯胰腺或术中胰腺受损导致，绝大多数通过保守治疗能治愈。⑥淋巴漏，术中行淋巴结清扫术后偶尔发生，通过营养支持等保守治疗绝大多数可治愈。⑦术后胃瘫综合征，行胃癌根治手术后偶尔发生，予以禁食、胃肠减压及营养支持等保守治疗后能好转。⑧肠梗阻，由于肠黏连或由于肠袢旋转导致，部分能在禁食等保守治疗后可好转，若保守治疗无效也需手术治疗。

腹腔镜胃癌手术的近期疗效如何？

腹腔镜手术在肿瘤切缘和淋巴结清扫的数目与开放手术无差异。与开放手术相比，腹腔镜胃癌根治术因切口较小，术后疼痛程度和镇痛药物应用情况等方面具有一定的优势。由于腹腔镜胃癌手术技术难度较大，且具有一定的学习曲线，因此手术时间往往较开放手术略长。如在腹腔镜胃癌手术例数较多的医院或选择腹腔镜手术经验丰富的医生实施手术，腹腔镜手术和开放手术的时间往往相差不大。在围术期并发症方面，腹腔镜胃癌手术和开放胃癌手术相当。

腹腔镜胃癌手术的远期疗效如何？

对于早期胃癌患者采用腹腔镜手术治疗能达到开放手术相当的远期疗效，这已经在全世界范围内达成共识。对于进展期胃癌腹腔镜手术的远期疗效，目前仍不十分明确。有些国外的专家研究认为进展期胃癌腹腔镜手术和开放胃癌手术远期疗效相当。

腹腔镜胃癌手术具有伤口小、美观的优势，但也有它相应的适应证和禁忌证，不是每一位患者都适用。在手术切除范围、淋巴结清扫区域以及围手术期并发症方面，腹腔镜胃癌手术和开放手术相差不大。

（高晓东）

胃癌的机器人微创手术

机器人手术了，还需要外科医生吗？

我们在电影中经常可以看到各种各样的机器人，它可以自主完成人类交给它的各种任务，有些甚至是人类所无法完成的。当然，这些电影的场景都是发生在 AI 高度发展的未来世界。我们这里所说的机器人手术是不是一种不需要外科医生参与就能完成手术的机器人呢？我们首先来了解一下手术机器人的构造。

手术机器人从诞生到现在已经发展到第三代，即达芬奇手术机器人系统。我们通常所说的机器人手术就是基于这一系统而言的。它由美国直觉外科公司研发，于 2007 年 7 月经 FDA 正式批准应用于临床外科手术治疗。达芬奇手术机器人系统由三部分组成：外科医生控制台、床旁机械臂系统、成像系统，其中医生控制台为整个系统的核心组件。

医生控制台：主刀医生坐在控制台中，位于手术室无菌区外，使用双手（通过操作两个主控制器）及脚（通过脚踏板）来控制手术器械和 3D 高清目镜。和在立体目镜中看到的那样，手术器械尖端与外科医生的双手同步运动。

床旁机械臂系统：是外科手术机器人的操作部件，其主要功能是为器械臂和摄像臂提供支撑，由1个居中的4关节镜头臂和3个6关节器械臂组成。助手医生在无菌区内的床旁机械臂系统边工作，负责更换器械，协助主刀医生完成手术。为了确保患者的安全，助手医生比主刀医生对于床旁机械臂系统的运动具有更高优先控制权。

成像系统：机械臂居中的4关节镜头臂搭载一支高分辨率的双镜头三晶片立体摄像镜。通过成像系统，产生清晰的三维图像实现了真正的三维景深和高分辨率，使术者可以如同开放式手术般的定位。同时它还包括一些体腔充气设备等辅助装备。

成像系统和床旁手术器械臂系统需要就近连接，而医生控制台可以放置在无菌区外。通过必要的连接设备，医生控制台甚至可以放置在任何地方。因此，通过上面的介绍，我们可以知道，虽然机器人手术是全部通过机械手臂完成的，但它的每一个动作完全是由外科医生控制，手术机器人其实是外科医生的一副"机甲"而已。

机器人手术有什么优势呢？

通过上面对达芬奇手术机器人系统的介绍，我们发现，机器人手术与腔镜手术一样具有"微创"的特点。但与传统开放手术以及腔镜手术相比具有明显的优点。①手术视野：镜头为高分辨3D镜头，同时对手术视野具有10倍以上的放大倍数，能为主刀医生带来患者体腔内的三维立体高清影像，如开放式手术般的定位，可突破人眼的局限，使主刀医生较普通腔镜手术更能把握操作距离，更能辨认解剖结构，提升手术精确度。②机械臂具有7个自由度，其灵活性超过人手，可完全模仿人手腕的动作，甚至有时可以完成人手无法完成的动作而达到比人手更好的操作效果。③避免了人手的生理性抖动，增强操作稳定性；按比例缩小操作的动作幅度，提高手术的精确性。④所有操作，包括摄像镜头的控制均可由术者自我控制，较腹腔镜手术配合要求低，易于学习掌握。⑤术者坐位操作，且无需进入手术无菌区，可自由活动放松，降低了劳动强度。⑥可以远程医疗援助。术者可以足不出户而为远隔重洋患者甚至是在外太空的宇航员实施手术治疗。

然而，由于技术的局限，机器人机械臂缺乏人手的感知能力，对操作的力度以及组织的张力仅能通过视觉判断。这种不够精确的判断有时会影响术者的决策及手术操作的安全性。同时，机器人手术耗材及开机费用也较为昂贵。

胃癌患者可以进行机器人手术吗？

作为胃癌患者，用机器人手术时最关心的问题是其能不能和医生切得一样"干净"。就目前来讲，机器人手术系统其实和腹腔镜一样，是外科技术的一种延伸。患者要不要手术，手术如何做等仍然完全由外科医生决策。通过近些年来的临床观察和研究，胃癌的腹腔镜微创手术已逐渐被大家所接受。一些早期胃癌患者通过腹腔镜手术获得了与传统开腹手术相似的疗效，同时减少了手术的创伤。对进展期的胃癌患者，腹腔镜手术也有试验性的开展，并认为是安全的。机器人手术的安全性及有效性目前尚未有较高级别的临床证据。然而，机器人手术与腹腔镜手术类似，其适应证可以参照腹腔镜手术谨慎进行。胃癌是我国最为常见的恶性肿瘤，在没有高级别的循证医学证据之前，机器人手术不应该为了追求微创和时髦而盲目的扩大其适应证，否则受害的是广大的胃癌患者群体及其家庭。

机器人手术展望

目前手术机器人仍处于初级发展阶段，技术仍不完善，尚难以满足临床需求。同时存在费用昂贵、缺乏触觉感知等不足。但随着科技的进步及人工智能的发展，将会使手术机器人变得"又新又好又聪明"。我国是人工智能发展最快、最发达的国家之一，必将引领人类从"微创外科"向"智能外科"迈进！

（束平）

腹部手术前后，别忘呼吸训练

生活实例

老王因患胃癌入院，医生与他共同制订了治疗方案。手术前，医务人员对老王进行了详细的术前宣教，并让他学习正确的呼吸锻炼要领，如深呼吸、咳嗽排痰等。老王非常疑惑，明明是腹部手术，为什么要练习咳嗽排痰呢？难道是医生搞错手术部位了吗？

同在一个病房的老张虽然在术前跟着医护人员学习了呼吸训练的方法，但术后由于伤口疼痛，他不敢主动咳嗽、咯痰，术后4天突发高热（体温39℃），感到胸闷，咳嗽及痰液明显增多。医生询问后得知，老张有20余年的吸烟史，平时就有多种呼吸道症状。一番详细检查后，医生告诉老张及家人，现在出现的情况就是术后比较常见的并发症——肺部感染。接下来，老张必须坚持完成有效的主动咳嗽、排痰等动作，若肺部感染未得到有效控制，后果将会很严重。听完医生的话，老张在护士的指导下，积极配合做咳嗽、咯痰及深呼吸等动作。2天后，随着痰顺畅排出，他的体温逐渐恢复正常，CT复查肺部炎症已消失。老张感叹，幸亏在术前学习了呼吸道管理的实践要点，才没有让肺部感染继续"作恶"。

腹部手术为何对肺"不友好"？

接受腹部手术后，患者发生肺部并发症的情况较为常见，主要包括肺炎、肺不张、肺栓塞等，甚至呼吸功能衰竭，直接影响患者的预后。

这是因为腹部术后，患者的胃肠道动力尚未恢复，腹腔内压力增大，导致膈肌抬高，造成呼吸受限（尤其是在并发术区感染的情况下）。一般而言，上腹部手术较下腹部手术更容易影响患者术后的呼吸功能。

导致术后肺部并发症的常见原因还有以下 3 种。

（1）麻醉因素。

全身麻醉苏醒后，患者气道分泌物增加，导致痰液生成增多。此时，自主呼吸虽然恢复，但部分患者深呼吸幅度不足，肺通气量少，可导致肺不张。少数患者麻醉后可发生消化液误吸、呛咳，造成肺部感染。

（2）伤口疼痛。

术后，患者因切口疼痛而不愿主动进行有效的深呼吸和咳嗽，一方面导致肺不能充分扩张以增加通气量，另一方面不利于气道内痰液排出，从而容易继发感染。

（3）患者因素。

长期吸烟的患者多伴有不同程度的慢性气管炎；肥胖患者呼吸肌运动减弱，通气功能下降；高龄、患肺部疾病者肺功能相对较差，更易发生肺部并发症。

所以呼吸训练，须贯穿围手术期，合理、全程的呼吸道管理是现代医学临床工作的重要组成部分，围手术期（从患者决定接受手术治疗开始，到手术治疗过程，直至基本康复）的呼吸道管理更是重中之重。

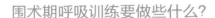

围术期呼吸训练要做些什么？

（1）入院前居家等待阶段。

患者在居家期间便可开启有效的呼吸运动训练，包括深呼吸、咳嗽，必要时可在医护人员指导下，借助呼吸功能训练器进行训练。在时间允许的情况下，吸烟患者应至少在术前 2 周戒烟。

（2）入院后等待手术期间。

入院后，患者在继续进行呼吸运动训练的同时，应遵医嘱进行呼吸道雾化吸入，积极治疗原有肺部疾病，必要时合理使用抗生素。

（3）术后恢复阶段。

手术后，患者休息时应以半卧位为主，以减轻腹腔积液等对膈肌的影响。在充分镇痛的前提下，患者可按照术前训练的具体步骤，做深呼吸和有效排痰，并尽可能早期进行床上活动（能尽早下床最佳），以促进康复。当出现肺部并发症时，患者须接受专业的诊断和治疗，必要时行有创吸痰、呼吸机辅助通气等进一步治疗。

（4）呼吸运动训练方法。

①深呼吸：由鼻部深吸气，屏气 2~5 秒，缩唇缓慢呼气。每小时 3 组，每组 10 次，组间休息 30~60 秒。

②有效咳嗽排痰：取坐位或半卧位，双手按于切口两侧以减轻切口疼痛和恐惧感，由鼻部深吸气，屏气 2~5 秒后，用力咳嗽 2 次，咯出痰液。每日至少 3 次，每次 10~15 分钟，必要时应增加频次。

③呼吸训练器：呼吸训练器的使用可有效增强患者进行呼吸功能锻炼的依从性。训练时，患者可取坐位或半卧位，并预设训练目标。口唇紧含呼吸训练器接口，慢慢吸气至指示球保持升起状态，尽量达到预设水平，屏气 3~5 秒，移去呼吸训练器，缩唇缓慢均匀呼气，休息 1 分钟后重复上述过程。术前，患者每日应使用呼吸训

练器训练 4 次，每次 10~15 分钟；术后 3 天内，患者每日应使用呼吸训练器训练 4 次，每次 5~10 分钟；术后 3 天后，恢复至术前频次与时间。

（5）雾化吸入：雾化时以嘴吸气，鼻或嘴呼气，使药物进入气道，湿化痰液，以利于痰液排出。每日 2~3 次，每次 10~20 分钟。

（6）拍背：患者取坐位或侧卧，拍击者手呈空心杯状拍击患者背部（由下而上、由外而内），以"松动"痰液，帮助完成有效排痰。每次拍击 1~3 分钟，每分钟约 120 次，每日 2~4 次。

专家提醒

术后，患者尽早在床上或下床运动有利于快速康复。

腹部手术患者，手术当日就可在床上进行四肢关节的屈伸运动和翻身运动；如无特殊禁忌，次日即可进行床下活动。

下床前，可先在床边坐 10 分钟，双足落地，如无头晕、心慌等不适，再缓慢扶床站立片刻。多数患者可在此过程中恢复行走的信心，并在家属协助下扩大行走范围，活动量也可逐步增加。

（汪学非）

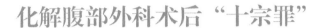

化解腹部外科术后"十宗罪"

"护士，我恶心、头晕。"

"医生，鼻子上插的这根管子令人不舒服，既然手术已经结束了，管子可以拔掉吗？"

"护士，我刀口痛、肚子胀、出汗很多，要紧吗？刚做完手术可以翻身吗？"

……

在普外科病房中，几乎所有胃癌术后的患者都会有诸如此类的疑问。胃癌术后的常见不适有哪些？患者及家属又该如何科学应对？一起往下看看吧！

恶心、呕吐

常见原因：

（1）使用麻醉药后发生的不良反应。

（2）胃肠功能尚未恢复等。

处理方法：

（1）呕吐时，头偏向一侧，以防误吸。

（2）呕吐后，及时擦干净，漱口，保留呕吐物，并及时告知医护人员。

头晕

常见原因：

（1）使用麻醉药后发生的不良反应。

（2）体位性低血压等。

处理方法：

（1）如在站立或行走时感到头晕，应立即坐下或卧床休息，防止跌倒。

（2）请医护人员测量血压，并做相应处理。

咽痛

常见原因：

（1）手术后留置的胃管刺激咽喉部黏膜。

（2）术中气管插管刺激咽喉部黏膜，引起暂时性咽喉部疼痛。

处理方法：

（1）由导管刺激引起的咽喉疼痛，患者不必担心，不适症状可自行逐渐缓解。患者切勿自行拽拉、拔出胃管，以免影响术后恢复或引起并发症。

（2）病情允许的情况下，患者可适当活动，从而促进胃肠道蠕动，尽早拔出胃管。

伤口疼痛

常见原因：

（1）手术切口疼痛。

（2）导管固定时未预留足够长度，造成患者翻身时发生导管牵拉痛。

（3）咳嗽时未对伤口采取保护措施，导致疼痛等。

处理方法：

（1）学会自我疼痛评估，若疼痛分值 ≥ 4 分，应及时请医护人员给予相应处理。

（2）采用分散注意力（听音乐、看书等）、药物镇痛、自控式镇痛泵等缓解疼痛的方法。

（3）妥善固定导管，防止导管扭曲、受压、牵拉。

（4）咳嗽时保护伤口，从伤口两侧向伤口处用力按压，可减轻疼痛。

发热

常见原因：

（1）外科手术创伤后发生炎性反应，机体释放炎性因子，可导致发热。

（2）术后继发细菌感染，患者常伴有发热。

处理方法：

（1）术后 1~3 天体温波动在 37.5~38.5℃，多为手术后吸收热。术后吸收热是指机体自身吸收局部积液、积血后产生的无菌性炎症反应，一般采取物理降温方法后可逐渐恢复正常。

（2）若术后 3 天后体温仍持续高于 37.5℃，与感染等因素有关，患者应积极配合医护人员做好相关检查及降温措施，包括物理降温及药物降温。

腹胀

常见原因：

（1）腹部外科手术后结肠动力恢复一般晚于小肠，结肠动力恢复表现为患者肛门排气，如胃肠动力恢复较慢，常出现腹胀。

（2）术后如继发腹腔感染，尚未完全控制时，亦可表现为腹胀。

处理方法：

（1）多进行床上活动，若病情允许，应及早下床活动，以促进肠蠕动。

（2）调整心态，缓解焦虑情绪。

（3）必要时，应遵医嘱完善相关检查。

排痰困难

常见原因：

（1）咳嗽、排痰方法不正确。

（2）伤口疼痛，不敢咳嗽。

处理方法：

（1）进行正确、有效地咳嗽、排痰。患者取半卧位或坐位，家属为其拍背（从上而下，由外向内，手呈杯状叩震背部），可帮助"松动"痰液；咳嗽前，患者应深吸一口气，屏住 2~3 秒后，再用力咳嗽。

（2）掌握减轻咳嗽时的疼痛方法，如咳嗽时按压伤口，使用自控式镇痛泵的患者可在加药 10 分钟后再咳嗽。

术后多汗

常见原因：

（1）发热。

（2）低血压。

（3）低血糖。

（4）手术创伤、出血、应激导致自汗、盗汗等症状。

处理方法：

（1）短时间内大量出冷汗，应及时通知医护人员。

（2）大量出汗后应及时擦干汗液，更换衣裤，防止受凉。

（3）若伴有胸闷、心慌、头晕等不适症状，应及时请医护人员给予对症处理。

腹痛

常见原因：

（1）胃肠动力恢复过程中，小肠蠕动不协调，可引起肠绞痛。

（2）切口疼痛。

（3）腹腔感染刺激腹膜，可引起疼痛。

处理方法：

（1）及时告知医护人员，接受相关检查及治疗。

（2）如果腹痛与胃肠道功能还未恢复有关，患者应多下床活动，促进胃肠道动力恢复。

排便延迟

常见原因：

腹部外科手术后结肠动力恢复最晚，患者正常排气后，排便时间早晚不一，因病情而异，多数属于正常情况。

处理方法：

（1）如无便意、腹痛等其他相关症状，可不处理。

（2）应早期下床活动。

（3）有便意时应及时如厕，避免住院期间因厕所环境等原因造成的便意减退。

（汪学非）

做好充分准备，勇敢面对胃癌化疗期间并发症

化疗是晚期胃癌重要的辅助治疗手段，在某些较为严重的情况下，甚至是唯一的治疗方案。当面对化疗时，很多人往往会不约而同地问医生一个问题：会掉头发吗？

实际上，这里就涉及化疗并发症的问题，即化疗过程中可能出现的与肿瘤治疗目的无关的症状，而"掉头发"仅仅是可以看得见的并发症之一，还包括很多其他的并发症，有看得见的，也有看不见的，可轻可重。

医学专业中，化疗药物往往属于"细胞毒药物"，顾名思义，就是对细胞有毒性的药物，属于"大规模杀伤性武器"，杀伤肿瘤细胞的同时会不可避免地造成正常组织细胞的损伤。前面已经提到，化疗过程中出现的并发症可能是多种多样而且因人而异的，但是，大部分化疗的不良反应和毒副作用是可逆的，通过一些辅助药物的使用可以控制或者减轻毒副作用。因此，我们需要做到及时发现、识别、处理化疗并发症，将化疗危害降至最低。

有些化疗并发症可能是在应用化疗药物之后立即出现的，而停药或者药物输注结束之后，不良反应也随之消失，比如静脉炎、胃肠道反应（恶心呕吐等）以及皮疹等，此类不良反应可能症状明

显，但危害往往较轻，个别情况如症状较为严重，亦可有相应的药物对症治疗，往往效果显著。

然而，有些并发症则可能是随着化疗药物的多次应用而逐渐出现的，往往有药物剂量叠加效应，多数症状隐匿或者无症状，而且恢复较慢，针对某些极为严重的情况，可能会影响胃癌辅助治疗的进程。比如骨髓抑制（最常见为白细胞下降）、神经毒性以及器官功能的异常（心毒性、肝毒性、肺毒性、肾毒性）等，因此，化疗期间定期查血是非常必要的，因为器官功能的异常往往在早期没有任何症状，难以发现，可能仅仅反映在抽血结果上。

好了，让我们回到最开始的问题："医生，这个化疗药物会掉头发吗？"

脱发是在化疗进行到一定的疗程之后出现的药物不良反应，这是化疗药物损伤毛囊的结果。脱发的程度通常与药物的浓度和剂量有关。但是，我们只要明确以下几点就不必担心了。首先，化疗药物导致的脱发是可逆的，化疗结束之后，毛发也会逐渐长出来；其次，并不是所有的化疗药物都会导致脱发，胃癌的一线化疗药物多数不会导致明显的脱发，具体可以在化疗方案确定之前向医生咨询；最后，脱发与否跟化疗效果没有任何关系。

其实，随着肿瘤治疗手段的日益完善，免疫治疗以及靶向治疗在胃癌辅助治疗中的作用越来越大，相比较化疗药物这种"大规模杀伤性武器"，免疫治疗和靶向治疗更类似于"精确制导打击"，现阶段通常与化疗结合使用，同样会带来复杂而多样的并发症，需要我们正确对待。

总之，化疗确有一些不良反应存在，但是，我们不要被这些不良反应吓到。除此之外，化疗不良反应并不是化疗过程中可能遇到的全部问题，随着生活水平的提高，原发性高血压、心脏病等疾病的发病率大大增加，很多患者在化疗的同时可能需要服用其他药物，比如降压药、降脂药、心脏病药物等，这些药物与化疗药同时应用可能产生复杂的效果，需要专业的医生进行谨慎地评估。因此，我们需要做到，严格按照医生的建议用药、复查，及时发现已经存在的不良反应并及时处理，这才是对待胃癌的正确方式。

（李鹤）

胃癌治疗新模式：多学科诊疗

胃癌是全世界范围内最常见的恶性肿瘤之一，其发病率和死亡率均位居恶性肿瘤前列，严重威胁着人民群众的身体健康。在临床上胃癌的治疗手段主要有外科手术治疗、化学药物治疗、放射治疗和最佳支持治疗等。尽管外科手术仍然是治疗胃癌的主要手段，但越来越多的循证医学证据表明，多学科诊疗团队诊疗模式是目前胃癌治疗的最优方案，可以克服单一治疗方法的局限性，大大提高治疗效果。

胃癌的多学科诊疗团队（MultiDisciplinary Treatment, MDT）模式通常指来自两个以上相关学科的专家，针对胃癌这一疾病，通过定时间、定地点的会议，提出具体诊疗方案。这种诊疗模式是以患者为中心，以多学科专家为依托，根据患者的疾病分期（主要考虑肿瘤的浸润深度、淋巴结转移情况和远处转移情况）、肿瘤的病理类型和生物学行为特征，以及患者的全身情况（包括一般体力状况，重要脏器心、肝、肾、肺的功能，精神状态和经济能力），合理而有计划地使用各种现有的治疗手段，以期最大限度地提高治愈率，控制肿瘤发展，延长生存期。

早期胃癌的多学科诊疗模式：早期胃癌是指癌组织局限于胃黏

膜层和黏膜下层，不论其面积大小，也不论是否有淋巴结转移。目前早期胃癌根治术主要包括：①内镜下黏膜切除术（Endoscopic Mucosal Resection, EMR）；②内镜黏膜下剥离术（Endoscopic Submucosal Resection, ESD）；③腹腔镜胃癌根治术。

进展期胃癌的多学科诊疗模式：准确的术前分期是进展期胃癌患者确定治疗方案的关键。目前，根治性手术仍然是进展期胃癌治疗最有效的方法。如果通过检查评估认为手术难以根治或者其他原因，则在术前推荐行辅助化疗，目的在于通过化疗使原发病灶缩小，与周围脏器界限清晰，降低手术难度，提高手术根治切除率，同时控制微小转移病灶，减少术后复发转移，以期延长患者的生存时间。

晚期胃癌的多学科诊疗模式：对于已经失去手术根治机会的胃癌患者，以化疗为主的综合治疗能够控制肿瘤发展、减轻症状、延长生存时间，姑息性放疗、姑息性手术、支架植入、肠内营养、肠外营养及其他的支持治疗手段对提高晚期胃癌患者的生活质量、延长生存时间也能起到一定的作用。

胃癌综合治疗中，各种治疗手段都有自己的优势和局限性，建立包括外科、内镜、肿瘤内科、放疗科、病理科、影像诊断科等学科在内的多学科诊疗团队模式，有机地优化组合各种治疗手段，从而最大限度地发挥各自的优势，避免单方面治疗的不足，达到最大幅度的控制肿瘤、延长患者生存时间、改善生活质量的目的是胃癌多学科综合治疗的精髓，也是循证医学时代对临床医生的要求。

（贺宏勇）

消化道狭窄，内镜扩张术来帮忙

前段章节我们介绍了内镜是如何发现并诊断大肠息肉的，以及内镜下治疗大肠息肉的一些方法。内镜不仅仅可以治疗大肠息肉，对于其他的良恶性大肠疾病，特别是晚期的大肠癌，内镜也有很好的治疗方法，本节介绍消化道狭窄的内镜治疗方法。

什么是消化道狭窄？

良性和恶性病变或手术后瘢痕所引起的消化道良性和恶性狭窄，常导致完全或不完全消化道梗阻，引起摄食、消化、吸收及排泄功能障碍，营养缺乏，水、电解质紊乱，消瘦，恶病质等。

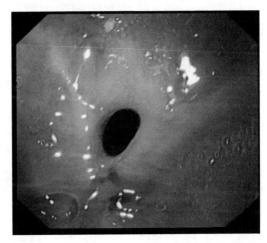

图61　消化道狭窄

引起消化道狭窄的原因有哪些？

（1）炎性狭窄。

（2）术后吻合口狭窄。

（3）肿瘤性狭窄、发育异常。

（4）动力性障碍（贲门失弛缓症）。

（5）酸碱烧伤等。

各种原因引起的消化道狭窄在临床上并不少见，上消化道狭窄常引起进食困难等症状，严重者不能进食，近年来在开展静脉营养后，虽然可延长患者生存期，但价格昂贵，且不方便；而下消化道狭窄常引起排便不畅等困难，严重者发生肠梗阻，如不能及时解除梗阻，甚至会有生命危险。所以一旦发生狭窄，应首先考虑解除狭窄，而内镜下的各种解除梗阻的方法又是最简便、安全而有效的。

内镜下扩张和支架植入是最常用、最简单、最有效的两种方法。

什么是内镜扩张术？

该方法是在内镜直视下或借助内镜引导丝，放置扩张器，达到扩张狭窄部位以缓解症状的一种治疗手段。其原理是利用扩张器械的强力伸张，使局部达到相当高的压力，引起狭窄部一处或多处的撕裂，使管腔扩大。以往主要应用于食管，目前已逐步应用于直肠、十二指肠球、结肠及胰胆管等，使不少病例避免手术而达到缓解症状的目的。

哪些情况可以采用内镜的扩张？

（1）各种原因的炎性狭窄。

（2）术后吻合口疤痕狭窄。

（3）发育不良，如食管环、食管蹼。

（4）动力性狭窄，如贲门失弛缓症、弥漫性食管狭窄、Oddi 括约肌功能障碍等，但目前已被 POEM 等新技术取代，较少采用扩张术。

（5）晚期肿瘤，扩张效果欠佳，亦较少采用。

常用的扩张技术有哪些?

较常应用的有探条扩张术、球囊扩张术及内镜下放射状切开术等，主要用于炎性狭窄及吻合口狭窄。其中球囊扩张术最为常用，球囊扩张术是经活检孔插入引导导丝，再将球囊装置沿导丝插入活检孔道，在内镜直视下将球囊扩张器插入狭窄腔内，并在内镜下直视打气（也可以是水或造影剂），使球囊充气，达到高压扩张的目的。多数学者认为内镜直视下球囊扩张治疗消化道良性狭窄疗效确切，患者易于接受且安全，已列为首选方法。近年来也有联合应用放射状切开及球囊扩张的技术，以达到更加安全、有效的目的。

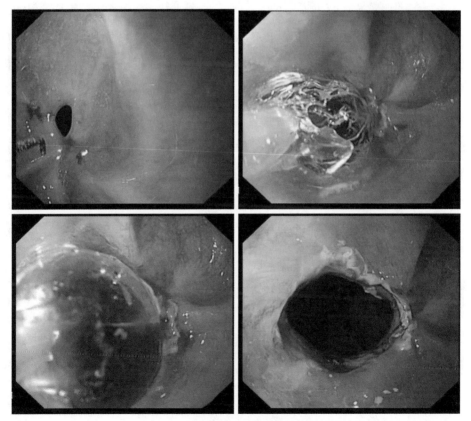

图62 联合应用切开及球囊扩张技术

（胡健卫）

急性肠梗阻，支架置入术来帮忙

肠梗阻是指自空肠起点至直肠之间任何一段肠管的肠内容物运行受阻。表现为受阻部位以上的肠管扩张、肠内容物积存和蠕动功能紊乱，出现腹痛、腹胀、呕吐、不能排气和便秘等症状。急性结直肠梗阻是一种临床常见的疾病，产生梗阻的原因很多：结肠癌、结肠扭转、结肠憩室炎及结肠外盆腔肿瘤4种，占结肠梗阻病因的95%，前两者为完全性结肠梗阻最常见的原因。15%~20%的结直肠癌以急性肠梗阻为首发症状。传统的治疗观念是急诊手术，通常手术方式有3种：近端结肠造瘘术、结肠双腔造瘘术以及肿块一期切除吻合术。无论采取哪种方式，在如此紧急的情况下进行手术，手术风险和并发症的可能性都比较大。一般来说，急诊手术大多需要进行造瘘，待日后恢复后再进行回纳。但造瘘给患者生活带来诸多不便，多数患者难以接受。

随着结肠镜技术的发展，内镜下金属支架置入引流术已成为治疗并缓解急性结直肠梗阻的首选方法。

在排除消化道穿孔、肠坏死和生命体征不稳无法耐受急诊肠镜检查等情况后，患者均可进行急诊肠镜检查。

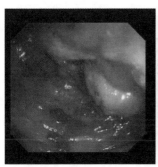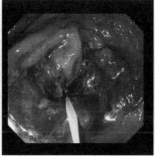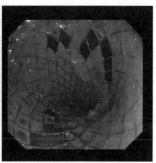

图 63　内镜下支架置入术

内镜下支架置入过程

内镜下观察到狭窄部位后，在 X 线引导下置入导丝通过狭窄部位，造影观察远端消化道的情况和狭窄的长度，留置导丝，以钛夹标记狭窄近端后，在 X 线的指导下，沿导丝置入支架，支架完全撑开，达到解除梗阻的目的。

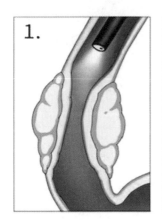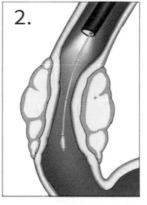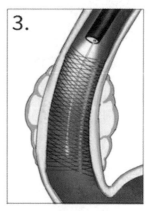

图 64　内镜下支架置入示意

一般在支架置入后即有排气和排便，患者的主观症状有明显改善。对于结肠肿瘤患者，在梗阻缓解后，医生会根据其具体情况制订综合的治疗方案。一般在支架置入 7~10 天后，就可以进行根治性手术治疗，并且可以一期吻合，不需要造瘘，一次手术即可完成过去两次手术的工作。

支架治疗的优点

（1）内镜下金属支架置入术成功率高，并发症发生率低。

（2）对于晚期的结直肠癌患者，金属支架治疗具有较好的耐受性。

（3）金属支架置入术后接受手术治疗的患者，可明显缩短住院天数，降低术后并发症的发生率。

患者在支架植入后，可能出现大便次数的增多，甚至无法控制，那是由于以前积聚在肠腔内的粪质持续排除所致，可以适当服用一些止泻的药物，但一定要注意补充水分。大概 2~3 周症状好转。支架置入后，要注意进食少渣、柔软的食物，防止不易消化的食物残渣造成支架堵塞或位置迁移。

总之，由结直肠癌造成的急性结直肠梗阻已不再是肠镜检查的禁忌证，随着内镜技术的发展，急诊肠镜检查和内镜下金属支架引流术已成为首选的方法。只要技术应用合理，其并发症发生率低，过程安全，疗效肯定。

（胡健卫）

结肠造口术后的康复问题

造口产品的选择

距肛门口 5~6 厘米的恶性肿瘤，为达到根治性治疗，必须将肿瘤包括肛门及周围脂肪淋巴组织一周切除，近端结肠在左侧腹壁造口。结肠造口是一种排便改道手术，患者的排便经过腹部而不是肛门，给正常生活带来一定影响。但合理使用人造肛门袋，护理、摸索排便规律，对正常工作和生活影响并不大，很多患者仍可以正常工作和学习。

造口产品，俗称"肛门袋"，是结肠造口患者每天生活需要用到的，与其息息相关。

两件式：由分离的胶片和便袋组成，胶片和便袋由卡环连接。每次换便袋时，无需撕下胶片，只需轻轻按几下卡环，就能快速换好新的便袋。可以根据患者意愿随时换下便袋，而不必等到更换胶片的时候，使患者更

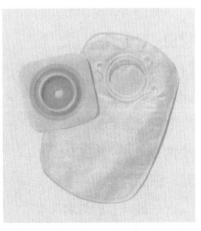

图 65　两件式造口产品

感清洁、卫生。

胶片的选择

普通/特软护理胶片：适用于排泄物为半成形或成形的造口者。其独特配方使得胶片在皮肤干燥和湿润情况之下，都具有很高的黏性，保证胶片能长时间粘贴，平均可达7天或以上，不会意外脱落。普通/特软护理胶片在紧密地粘贴于皮肤的同时，还能阻隔便液对粘贴部位皮肤的侵蚀。胶片的特殊外层保护膜还能使胶片长期使用仍能保持原状，同时在淋浴、游泳时提供额外的保护。除此之外，普通/特软护理胶片易于固定、佩戴方便，在换下时，操作也十分简单。

特软护理胶片：设计更加薄形，但使用期限与普通护理胶片相同，尤其适合在夏季使用或弯腰时感觉不适的造口者使用。

造口袋的选择

密口袋：为一次性使用。袋中容纳排泄物后，即可换下。袋子末端设计为封口形，无需造口夹。使用更舒适、更轻盈而无需担心渗漏。特别适用于旅行、运动或社交场合使用。

开口袋：可多次使用。取下后，只需打开固定在袋子末端的造口夹，就能清空袋中的排泄物，反复冲洗后，擦干或阴晾，就能再次使用。

一件式：胶片和便袋相连的设计。

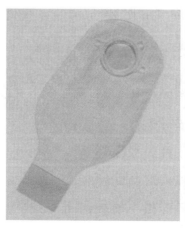 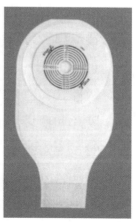

图66　开口袋造口产品　　图67　一件式造口产品

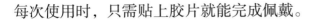

每次使用时，只需贴上胶片就能完成佩戴。

造口常见问题

（1）皮肤红损：随着造口产品的不断进步以及各项的预防措施的改进，造口周围严重的皮肤褥疮或皮肤受损已很少见，若仍有这些情形，可能存在以下几种原因。

①袋口过大：令造口周围皮肤失去保护，并长时间与排泄物接触，皮肤因而受损，容易出现红肿和疼痛的现象。只要小心量度造口，袋口大小适中，此问题是不难解决的。

②便袋和胶片粘贴不当：有皱褶的情形，排泄物便会由折口流出，刺激皮肤。因此粘贴时要小心留意，尽量避免有皱褶的情形出现，如需要的话，可将胶片的四围裁剪以适合体形。

③更换便袋太快或太勤：这样容易损害皮肤。所以更换时，要小心慢慢撕离，避免过度刺激皮肤。

④强烈碱性用品或消毒药水清洗造口周围皮肤：会令皮肤干燥受损，所以不宜选用。如需要的话，可选用一些温和的清洗液，清洗后擦干并涂薄层氧化锌软膏或金霉素眼药膏。

⑤对现时所用的造口用品过敏：出现过敏反应该立即停止使用，并与医生或造口护士讨论，帮助选用其他更适合的用品。不过某些食物也会令人产生过敏反应，但这方面的过敏红疹不仅仅出现于造口周围皮肤。

⑥其他：如皮肤出现受损或流血现象，可使用护肤粉涂于受损地方，将多出的粉末扫去，再贴上胶片便成。

（2）造口表面的出血：造口表面人肠黏膜上有很多微丝血管，在清洁的常规工作中，有时会令微丝血管受损，导致轻微出血。这时应避免刺激造口，用清洁湿纸巾盖上造口，并用指头轻按一会儿，出血便会停止。下次清洗时，只要小心轻一些，这个情况便可避免。

（3）造口的内部出血：如果有血从造口内部流出，而造口又有不寻常表现，则需找医生检查。

（4）臭味：一般情形下在更换便袋时，您会嗅到臭味，但在日常生活中很少有气味溢出的情况。因为现今的便袋产品都有特别滤过设计。倘若真有气味溢出，你得检查一下袋口是否松脱了。不过，腹泻或腹部不适的时候，便会有令人嫌恶的气味产生，进食某类食物过多亦会有同样情形出现。最简单的方法是利用两件式用品，或配上带有活性炭过滤器的造口袋。

（5）肠胃气：安置在造口上面的便袋，常见因充气而呈现膨胀现象，配戴者既不舒服，胀起部分从外看来亦不雅观。解决方法是选用开口便袋或二件式的造口用品以方便放气，若使用活性炭滤器，放气较慢，但放气时有除气味作用。

（6）腹泻：佩戴了造口袋，在腹泻时并没有一般的狼狈和不方便。不过，在腹泻时，排泄物会比平时多而且会变得较为液状化。最好使用开口便袋，既方便清理液化的排泄物，又可减少更换便袋的次数。由于导致腹泻的原因很多，最好尽快到医生处检查一下，找出原因，以便尽早给予适当的治疗。

造口术后的康复

（1）酒类：少量的酒精是可以接受的，生啤和贮藏啤就会引起排气现象及稀粪，在外应酬时，使用开口便袋可以解决问题。

（2）沐浴：有了造口，并不代表从此会剥夺患者沐浴的乐趣。无论淋浴或泡浴都没有问题。沐浴时最好在"造口保护皮"四周贴上防水胶布，

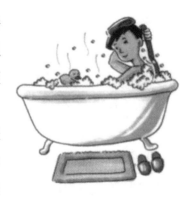

图68　沐浴

免得水分渗入"造口保护皮"下面。如果"造口保护皮"需要更换，沐浴时，可将"造口保护皮"除下，好好享受一下，造口没有贴上便袋，亦不会有水流入体内，不用担心。

（3）服装：基本上任何类型的服饰都可以穿着；最好穿深色内衣裤，以免粪便着色；避免过紧的衣服，以免造口受压。

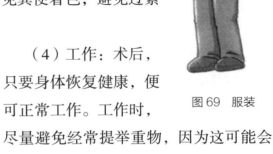

图69 服装

（4）工作：术后，只要身体恢复健康，便可正常工作。工作时，尽量避免经常提举重物，因为这可能会引起造口周围疝气的产生。

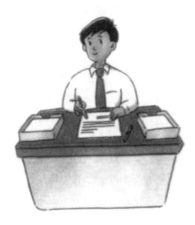

图70 工作

（5）运动及娱乐：若身体其他的健康恢复后，可以继续任何运动（包括游泳）。以下两点要注意，其一要尽量避免全身的运动，如摔跤，以免造口意外受损；其二尽可能避免举重运动，以减少疝气的发生概率。

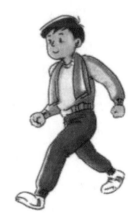

图71 运动

（6）旅游：手术后，身体恢复健康，与三五知己，到处游览，一来可以观光，二来可以舒畅身心，令人心旷神怡。造口用品可以轻便地放在随身行李内，以便在飞机、船或火车上更换。最后，只要准备足够的造口用品，那么你便可以轻松地享有一个愉快的

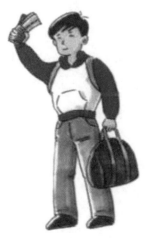

图72 旅游

旅行了。

（7）性生活：性生活原则上并没有任何改变需要。但术后初期，身体及心理未完全康复适应，应给予自己及伴侣多些时间，慢慢适应，性生活不要操之过急。进行前，可先将便袋内排泄物排空，或换上迷你造口袋。如遇到问题时，可请教你的医生或专业的造口护士。

（8）饮食：由于大部分的肠功能仍然存在，所以手术后，无须担心饮食会受影响，基本上可随心饮食。除非在手术前已经有某些饮食限制（如糖尿病、高血压病）。有些食物，会引起排气现象，例如洋葱、椰菜、番薯等。对身体健康没影响的前提下，可避免进食这类食品；或者可选用二件式用品或用配有活性炭过滤器的便袋，这些不便之处，便会迎刃而解，不会失去享用以上各类食品的权利了。同样，又有些食物，如咖喱、蒜头、一些含香料的食物等，很容易引致腹泻，但为了应酬，不得不接触这类食物时，可选用一些开口便袋使用，这样就不会妨碍工作了。在起初的日子里，需要慢慢地试验一下何种食物可以吃、何种不可以，渐渐摸索出一些适合自己的食谱，并在日间再加一点水分，应该就是你的适当食谱了。

（9）稀粪：绿豆、菠菜、含高度香科的食物（如花椒、八角、蒜头等）、咖喱、未熟的水果、啤酒等都会引致稀粪现象。

（10）疝气：椰菜类、洋葱、豆类、萝卜、胡瓜、啤酒等会产生大量的气体，引发造瘘口周围疝气，应该避免使用。

（11）臭味：引来恶臭味的食物包括芝士、鸡蛋、鱼、豆、洋葱、椰菜以及富含维生素 B 类的食物等。

（12）减少粪臭：可以多喝红莓汁（酸莓汁）、脱脂牛奶或酸奶。

（胡健卫）

处方笺

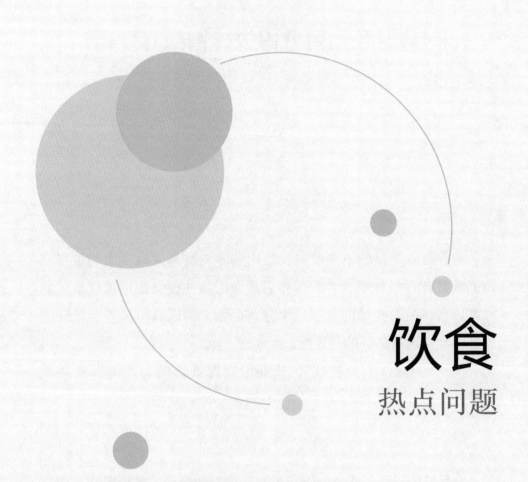

饮食
热点问题

医师：_____

临床名医的心血之作……

如何应对长期留置胃管鼻饲的并发症？

前言

随着营养支持的不断发展，肠内营养支持越来越受人们重视，为了满足有吞咽障碍患者的营养需求，医师往往会使用鼻饲来帮助患者进食，汲取充足的营养、水分、药物，但因自行拔管、长期留置等因素会诱发鼻饲的并发症。

"三分治疗，七分护理"，长期留置胃管鼻饲会产生哪些并发症呢？

误吸

一旦发生误吸，应立即停止鼻饲，取右侧卧位，抽出胃内容物，保持头部偏向一侧，卧床休息。如情况严重，出现呼吸困难，应立即就医。

堵管

保证鼻饲液是细腻无颗粒的流质，鼻饲前后用温开水 20 毫升冲洗管道。冲洗时采取脉冲式方法推注温开水，即每推注 3~5 毫升，

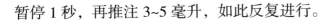

暂停 1 秒，再推注 3~5 毫升，如此反复进行。

鼻黏膜机械性损伤

每日清洁鼻腔，滴入适量液状石蜡油润滑；每日观察鼻腔，如局部红肿、疼痛明显时，应来院就诊给予更换胃管至对侧。

腹泻

每日解稀便多于 3 次，应少量多餐，减少鼻饲液的量，鼻饲液每日配置，所有容器进行煮沸消毒，必要时给予止泻剂来改善腹泻。

减慢推注速度，对于胃肠道功能欠佳的患者不建议给予牛奶、豆浆等。

胃潴留

每隔 4 小时抽胃液 1 次，如抽出胃内容物 ≥ 100 毫升，则属于胃潴留，应延长鼻饲间隔时间；每次鼻饲液应 <200 毫升，每次间隔 >2 小时，鼻饲结束后保持原体位 30 分钟方可平卧。

同时根据病情增加活动或翻身次数，促进肠蠕动，对于胃潴留严重者要及时就医。

（刘天舒）

医生让我吃的流质、半流质饮食到底是什么?

张先生近期因为胃肿物在医院做了胃镜下切除手术,出院时医生告诉他要吃流质2天,半流质2周,然后再过渡到普食,张先生听完脑袋冒出了好几个问号,流质是什么?半流质又是什么?同一个病房的李大叔是一位肝硬化伴有食管胃底静脉曲张的患者,具有多次住院内镜治疗的经验,听了张先生的疑惑,非常热情地解释:"流质就是米汤,半流质就是稀粥、烂面条,像我这样的,平时都是吃软食的。"那么,究竟什么是流质、半流质饮食呢?软食又是什么?

普食

普食全名为普通膳食,顾名思义,就是正常情况下大家吃的食物,在消化功能正常、无需任何膳食限制或者特殊要求时,就可以吃普食了,当然对于辛辣刺激性食物、不易消化的食物、过分坚硬的食物以及易产气的食物,如油炸食品、动物油脂类,大家还是要少吃的。

软食

软食是半流质向普食或普食向半流质过渡的中间膳食,具有细软、易咀嚼、易消化的特点,因此做饭时要把食物切碎煮烂。主食

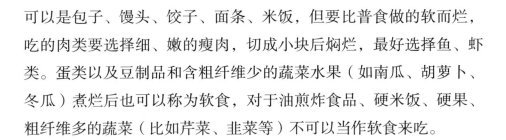

可以是包子、馒头、饺子、面条、米饭，但要比普食做的软而烂，吃的肉类要选择细、嫩的瘦肉，切成小块后焖烂，最好选择鱼、虾类。蛋类以及豆制品和含粗纤维少的蔬菜水果（如南瓜、胡萝卜、冬瓜）煮烂后也可以称为软食，对于油煎炸食品、硬米饭、硬果、粗纤维多的蔬菜（比如芹菜、韭菜等）不可以当作软食来吃。

半流质

半流质的食物外观呈半流体状态，具有细、软、碎的特点，易咀嚼、易吞咽，膳食纤维少。主食可以选择大米粥、小米粥、小馄饨、烂面条，粥和面汤里可以加入剁碎的菜叶；荤食可以选择瘦、嫩的肉做成肉泥，剁碎的鱼肉、虾肉甚至猪肝泥等搅拌后也可以作为半流质饮食。蛋类可以做成蒸蛋羹，豆制品可以做成豆腐、豆腐脑食用。

另外还可以借助匀浆机（破壁机）将各式食物单独或者混合加入打碎后匀浆化制成糊状半流质，不过混合食物匀浆成的半流质由于口味原因更适于经胃管和小肠营养管注入的鼻饲患者。

流质

流质是指极易消化、呈稀薄液态的食物，可以直接吞咽不需口腔搅拌咀嚼，不含有固体颗粒物。流质一般是短期使用，长期使用易导致营养不良，因此多需要额外补充高能量、高蛋白的营养粉。

在肠外营养向肠内营养恢复的最初阶段、肠镜检查术前准备或者内镜下手术后开始进食的最初的 1~2 天一般进食流质。

例如米汤、各种肉汤、牛奶、豆浆、稀的藕粉、果汁等都属于流质，肉汤里面脂肪和嘌呤含量高，营养物质少，尽量不要选择，宜选择清淡的液体食物。

（周怡　王剑）

医院里的"食疗"
——"治疗性饮食"有哪些？

　　医院里的膳食有两大类，分为基本饮食和治疗性饮食。基本饮食包括普食、软食、半流质饮食和流质饮食 4 种。治疗性饮食，顾名思义，是根据病情的需要，适当调整某些营养素的含量而达到治疗目的的饮食。治疗性饮食与人们常说的"食疗"不能画等号，更不是"药膳"。医院里常见的治疗性饮食包括高蛋白/低蛋白饮食、低盐/无盐/低钠饮食、低脂/无油饮食、高纤维饮食、少渣饮食、高钾饮食、低钾饮食、低碘饮食等。下面我们来介绍下常见的治疗性饮食。

高蛋白饮食

　　适用人群：烧伤、结核、恶性肿瘤、贫血、甲亢、肝硬化、低蛋白血症、孕妇、哺乳期。

　　特点：每日摄入的蛋白质总量的一半应为优质蛋白（即动物蛋白）。

　　点评：高蛋白饮食的适用人群主要是严重缺乏营养的人，这时机体开始通过消耗蛋白质来补充能量了，相当于拆东墙补西墙。这类患者若不及时补充优质蛋白，会加速病情恶化。什么是优质蛋白

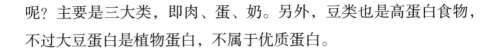

呢？主要是三大类，即肉、蛋、奶。另外，豆类也是高蛋白食物，不过大豆蛋白是植物蛋白，不属于优质蛋白。

低蛋白膳食

适用人群：肝性脑病昏迷前期、慢性肾脏病（肾病综合征除外）。

特点：每日蛋白质 40 克以下。慢性肾病者在限量范围内多选用优质蛋白，根据肌酐清除率计算蛋白质供给量。肝病者选用高支链氨基酸 – 低芳香族氨基酸（豆类蛋白为主）食物，要避免优质蛋白。

点评：适用于肝功能差（解毒功能差）、肾功能极差的人群，他们的肝肾处理不了蛋白质的代谢产物，因此只能摄入低蛋白饮食，而且以优质蛋白为主。

低盐膳食

适用人群：高血压、有水钠潴留（心衰、肾炎、肝硬化）、妊娠水肿。

特点：每日摄入量为食盐 2~3 克或酱油 10~15 毫升。可用糖醋烹调法调剂口味。避免用含盐量不明的食物和调味品。

忌食：用盐腌制食物，如酱、咸蛋、卤蛋、火腿、香肠、板鸭、肉干、肉松、方便面、味精。

点评：世界卫生组织推荐每日食盐摄入量低于 6 克，但是北方人普遍食盐摄入量高，北京人日常膳食中盐摄入量可达 12 克，东北人日常膳食中盐摄入量更是高达 18 克。摄入过多的盐会引起甚至加重高血压。低盐饮食要求食盐摄入量为 2~3 克。

无盐膳食

适用人群："低盐饮食"适用人群病情严重者。

特点：全日供钠量在 1 克以下。禁用食盐及一切含盐食品。

点评：对于严重的肝硬化失代偿期、肾炎、心衰患者，需要"无盐饮食"，就是做菜时不加盐和咸味调味料。不过这种饮食不宜长期应用，尤其在夏季。

低钠膳食

适用人群："低盐饮食"适用人群病情严重者。

特点：全日供钠量在 0.5 克左右。

忌食：用碱（苏打粉）的馒头、面条、糕点，含钠量高的油菜苔、芹菜、茴香。

点评："无盐饮食"已经够恐怖了，又出来一个"低钠饮食"，连含钠高也不行，像是加纯碱（碳酸钠）的馒头也不能吃，含钠量高的蔬菜也不行。

低脂膳食

适用人群：肥胖、肝胆胰疾病、高脂血症、冠心病、脂肪吸收障碍。

特点：每日脂肪总量少于 40 克。瘦猪肉、羊肉每日用量以 100 克（2 两）为限。

忌食：煎炸、爆炒的食物；肥肉、荤油、香肠、蛋黄、多油点心（桃酥、麻花）；黄豆、油豆腐、干果（核桃、花生、芝麻）；奶油、全脂奶及全脂奶粉、冰激凌、巧克力等。

点评：肥胖、高脂血、冠心病本来就与高脂饮食脱不开关系，要治疗当然是要"管住嘴，迈开腿"。以上"忌食"里列出了什么是高脂饮食，少吃就对啦！

（刘海宁）

食物中毒的常见来源与预防

相信有许多人都经历过吃坏肚子：吃了隔夜菜、点了不干净的外卖、吃了生食或未煮熟的食物之后，出现上吐下泻、腹如刀绞等惹人消瘦惹人愁的症状。多数情况下是大家一起中招，有时不巧只有一个人受罪。如此恼人的病痛，怎样才能预防呢？知此知彼，百战不殆，下面，我们就来认识下生活中食物中毒常见的罪魁祸首。

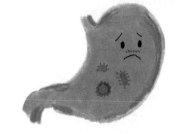

图 73　防止食物中毒

细菌性

沙门菌广泛存活于鸡、鸭、猪、牛、羊等动物的肠道中，故肉类、蛋类和乳制品容易受其污染。食用受污染的食物后，短则 2 小时，长则 3 天，会出现腹痛、恶心、呕吐、腹泻、发热等症状。沙门菌不耐热，60℃、30 分钟可杀灭。所以，将食物煮熟，可以预防中毒。

副溶血性弧菌嗜盐，广泛存在于海产品（如海蜇、海蟹、海鱼）和腌制品（腌肉、咸菜、咸蛋）中，造成腹痛、寒战、发热、腹泻、呕吐等症状。现在各种刺身和腌制品饱受欢迎，我们应尽量避

263

免食用来源无法保障或加工储存不规范的食品。

隔夜的剩饭菜中则可能"富含"大肠埃希菌或蜡样芽孢杆菌，隔夜的食物在食用前必须充分加热。

另外常见的细菌还有不洁肉类、淀粉类、乳类中含有的金黄色葡萄球菌，以及不洁肉类、罐头中含有的肉毒梭菌等。

植物性

我们所熟知的有毒植物有发芽的马铃薯、银杏的绿胚、加热不充分的黄豆。除此以外，冬季火锅食材中备受喜爱的金针菇，在未煮熟的情况下，其中所含的秋水仙碱在体内氧化成二秋水仙碱，会造成中毒症状。四季豆、刀豆、豆角、扁豆等菜豆的豆荚中含有皂素，如进食过量储存过久或未煮熟的菜豆，皂素没被破坏，也会刺激消化道产生中毒症状。

其他

另外还有病毒（如轮状病毒、诺如病毒）、动物（如河豚毒素）等致病因素，在此不一一赘述。

预防

避免购买来源无法保障或加工储存不规范的食物，在外用餐不选择食品安全等级差的餐饮机构，自己做饭时食物充分煮熟、隔夜饭菜充分加热，尽量减少生食，不吃过期食品。

防止生熟食物交叉感染，生菜和熟菜须分开，例如切生菜的砧板不直接用来切熟菜，煮火锅时等菜品全熟了再捞出来。

食品储存于干燥阴凉通风处或冰箱内，炊具、食具、食物和厨房都做好清洁卫生。如出现消化道不适症状、怀疑自己食物中毒时，及时就诊。

（施璇）

容易引发胃癌的不良习惯有哪些?

胃癌是一种常见的消化道恶性肿瘤,最新研究表明胃癌在全世界范围内发病率居第五位,死亡率居第三位,而胃癌高发区就位于我们生活的东亚地区。既然胃癌的发病率和死亡率居高不下,那么我们就得从自身的习惯入手,预防胃癌的发生。一般而言,引起胃癌的不良习惯有以下几种。

喜食高盐(过咸)食物

很多人知道吃东西过咸,是高血压的危险因素,殊不知这也是胃癌的高危因素。高盐食物进入胃内后,胃内渗透压增高,可直接导致胃黏膜损害;高盐食物还可抑制前列腺素 E 的合成,使得胃黏膜抵抗力下降,从而发生炎症或溃疡。我国很多地区居民都喜欢吃腌制食品(腊鱼、腊肉等),而这些高盐食物中含有大量亚硝酸盐,容易形成具有致癌作用的亚硝胺。

喜食煎炸、热烫食物

煎炸食物中含有大量的多环芳烃类,这类物质也是有极强致癌作用的。喜食热烫和干硬食物不仅是引起食管癌的不良习惯,也是容易引发胃癌的不良习惯。热烫和干硬食物可使胃黏膜长期受损，而反复损伤刺激容易促使原癌基因激活，诱导胃癌的发生。

喜食过夜饭菜

有些人为了发扬节约的传统美德，过夜饭菜从不放过。殊不知，过夜饭菜会产生一些胺类物质，这些物质可与亚硝酸盐反应，生成强致癌物亚硝胺。菜量适当，光盘行动，这才是既节约又健康的生活习惯。

长期酗酒和吸烟

酒精反复刺激胃黏膜细胞，可使其发生改变而致癌变；吸烟也是胃癌的危险因素，青少年时期开始吸烟的危险性最大，有研究表明吸烟者的胃癌发病危险性较不吸烟者高 50%。

饮食不规律

如果餐时不饮食，使得胃分泌大量的胃酸无所用处，由此造成的高酸环境就很容易导致胃黏膜损害；如果非餐时饮食，就会加重原本应该休息的胃的负担。

预防胃癌，从饮食做起！让我们从今天开始，戒掉不良习惯，养成健康的生活习惯！

（余湘南）

益生菌、益生元与合生元，别再傻傻分不清

近年来，益生菌、益生元与合生元越来越多地走进了人们的生活。它们不仅存在于药房中，也以食品、膳食补充品等形式出现在实体超市、网上商城。然而，你对它们到底了解多少呢？

无论是益生菌、益生元还是合生元，均属于微生态制剂，都与"肠道菌群"这个概念息息相关。那我们先来谈谈什么是"肠道菌群"。俗话说："酒肉穿肠过。"人体的胃肠道是一个对外界环境相对开放的系统，所以正常人体的胃肠道内寄居着种类繁多的微生物，并且以细菌为主。研究表明，人类消化系统中含有 1014 个细菌，是人体细胞总和的 10 倍，粪便中 40% 以上是细菌。消化道内所含细菌因部位而异，成人胃至回肠上部细菌很少，肠道上段至下段则细菌逐渐增多。人类肠道内的菌群可分为两类：一类是常住菌群，又称正常菌群，是在肠道内保持稳定的群体，并非经口摄入；另一类是过路菌群，由口摄入并单纯经过胃肠道。常住菌群是使路过菌不能定居的一个因素。肠道中至少包括 500 个不同菌种，其中 90%~99% 为厌氧菌，1%~10% 为需氧菌，正常时在数量和种类上均很稳定。肠道菌群与肠道黏膜、肠道淋巴系统共同构成了人体肠道的保护屏障。饮食、药物（包括抗生素的滥用）、年龄、肠道动

力异常、精神压力及免疫功能障碍等因素均能导致肠道菌群失调，与腹泻、便秘、代谢相关性疾病，甚至肿瘤等多种疾病的发生发展密切相关。因此，一些调节肠道菌群的微生态制剂应运而生，为人们的健康保驾护航。

益生菌，顾名思义，是指对人体有利无害的活菌群或死菌，可以是单一菌株制成，也可以是多种细菌的复合制剂。主要种类有乳杆菌属、双歧杆菌属、肠球菌属、链球菌属、芽孢杆菌属、梭菌属、酵母菌属。服用时需要注意以下几点：①一般餐后服用，温开水或温牛奶冲服，避免水温过高；②抗酸药、抗菌药、药用炭等与活菌制剂类药物同时服用时可能减弱其疗效，应避免服用或至少间隔约2小时服用。

益生元的概念提出迟于益生菌，其主要特点是不能被宿主所消化，是一种选择性的发酵成分，通过改变肠道微环境来增加肠道有益的厌氧菌和减少潜在病原微生物的数量，对肠道菌群产生正性作用而促进宿主健康。多数益生元被作为食品添加剂，如用于饼干、谷类食品、巧克力、涂抹酱、乳制品中。常见已知的益生元有低聚果糖、菊粉、低聚半乳糖、乳果糖、母乳低聚糖等，其中乳果糖（杜密克）是医院常用的益生元成分。

合生元是益生菌及益生元的混合制剂。其含有的益生元既能促进制剂中的益生菌生长，也能促进肠道中原有的有益菌群的增殖。

肠道菌群已然成为近年来与健康相关的热议话题，了解益生菌、益生元和合生元，做一个健康时尚的人吧。

（邓儒元）

胃肠功能总是紊乱？
快来试试低 FODMAP 饮食

您是否在吃了某些食物后反复出现腹胀、腹痛、腹泻或便秘？

您是否在压力面前，紧张状态下常常出现腹痛、腹泻？

您是否确诊为肠易激综合征，却对饮食管理一头雾水？

那么我们应该如何应对呢？

肠易激综合征（IBS）是一种常见的胃肠功能紊乱性疾病，全世界女性患病率为 14%，男性为 9%。患者出现持续存在或间歇发作的腹痛、腹胀、排便习惯和大便异常（比如便秘或腹泻），而又没有内脏、器官异常的情况。IBS 分为 4 种亚型，腹泻型 IBS（IBS-D）、便秘型 IBS（IBS-C）、混合型 IBS（IBS-M）和不确定型 IBS（IBS-U），其中腹泻型 IBS 为其中最常见的分型，占所有 IBS 的 40%~60%。腹痛、腹胀、腹泻等消化道不适症状困扰着众多肠易激患者，而食物和消化系统紊乱之间的联系是众所周知的，因此新型的饮食观念正在形成，比如近年来提出的低 FODMAP 饮食。

FODMAP 是什么呢？

FODMAP 指代的是一类难以消化的碳水化合物，因此在体内停留的时间要比其他食物更长，它们可被肠道菌群发酵，从而导致排气、腹胀、腹痛、腹泻、便秘等不适。

"FODMAP"不是一个陌生的单词，实际上它由 6 个单词的首字母组成。

发酵的（Fermentable）：可迅速被肠道菌群分解发酵的食物。

低聚糖（Oligosaccharides）：如低聚半乳糖，存在于小扁豆、鹰嘴豆等豆类中。

双糖（Disaccharides）：如乳糖等，存在于牛奶、酸奶中。

单糖（Monosaccharides）：如果糖等，存在于糖果、水果、蜂蜜等食物中。

和（And）。

多元醇（Polyols）：如山梨糖醇、木糖醇、甘露糖醇等，存在于蘑菇、花椰菜、水果等食物中。

这一新兴饮食理念适用于所有 IBS 患者吗？

答案是"No"。

低 FODMAP 对于腹泻型（IBS-D）的改善效果较好，而对便秘型（IBS-C）的改善效果欠佳。高 FODMAP 饮食中难以吸收的单糖及寡聚糖等，可以引起肠腔内高渗透压，从而使粪便含水量增加从而引起腹泻；某些单糖和寡聚糖是肠道菌群比较喜欢的发酵物质，可以产生大量的气体（氢气、甲烷等），从而引起腹胀、腹痛。因此，大家要擦亮眼睛，切忌盲目跟风，需要判断低 FODMAP 饮食是否适合自己。

哪些食物属于低 FODMAP 饮食呢？

表 2　主食篇

	高 FODMAP 食物	低 FODMAP 食物
谷物、面粉	· 大麦 · 小麦 · 小麦胚芽 · 黑麦 · 鹰嘴豆 · 麦麸	· 荞麦粉 · 玉米淀粉 · 木薯粉 · 糯米 · 小米 · 大米 · 高粱 · 燕麦 · 藜麦 · 西米
面条	· 小麦面条 · 意大利面	· 绿豆粉丝 · 米粉 · 荞麦面 · 无麸质面条
面包、饼干、蛋糕	· 牛角包、松饼等含有小麦和黑麦的糕点	· 无麸质糕点 · 玉米饼 · 年糕

表 3　乳制品、肉类

	高 FODMAP 食物	低 FODMAP 食物
乳制品	· 牛奶 · 软奶酪 · 酸奶	· 脱脂牛奶 · 无乳糖酸奶 · 燕麦、藜麦相关乳制品 · 黄油
肉类和素食者的蛋白质来源	无	· 培根 · 鸡蛋 · 鱼 · 家禽 · 普通红肉 · 豆腐

表4　蔬果、坚果

	高FODMAP食物	低FODMAP食物
蔬菜	· 芦笋 · 花椰菜 · 大蒜 · 韭菜 · 蘑菇 · 洋葱 · 青葱	· 竹笋 · 豆芽 · 小白菜 · 甜椒 · 胡萝卜 · 黄瓜 · 茄子 · 青豆 · 生菜 · 橄榄 · 土豆 · 南瓜 · 芋头 · 山药 · 西葫芦
水果	· 苹果 · 杏 · 梨 · 黑莓 · 樱桃 · 无花果 · 芒果 · 油桃 · 桃子 · 柿子 · 李子 · 西梅干 · 西瓜	· 香蕉 · 蓝莓 · 哈密瓜 · 蔓越莓 · 葡萄柚 · 葡萄 · 蜜瓜 · 猕猴桃 · 柠檬 · 柑橘 · 百香果 · 木瓜 · 覆盆子 · 杨桃 · 草莓 · 橘子 · 西红柿
坚果	· 开心果 · 腰果	· 其他坚果

　　需要注意的是，人在一日三餐中会摄入多种FODMAP，这些碳水化合物均会产气引起肠道膨胀，具有累加效应，因此如果我们需要调整饮食，需要考虑减少所有食物中的FODMAP才有效果。

凡事皆有两面性

低 FODMAP 饮食的弊端是什么呢?

(1)低 FODMAP 饮食是一种剔除饮食的做法,可以改善症状,但不能改善肠道菌群。

(2)低 FODMAP 饮食一般都缺乏膳食纤维,如不在后续治疗阶段引入膳食纤维,将会导致肠道菌群失衡,造成长期的健康隐患。

(3)正确实施低 FODMAP 饮食较为复杂,自行进行低 FODMAP 饮食出错的机会很大,需要专业营养师的全程参与。

(周琦　骆菲菲　刘杰)

小心食物中的杀手——亚硝胺类化合物

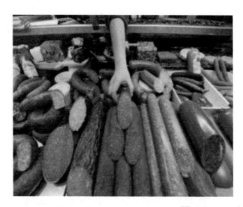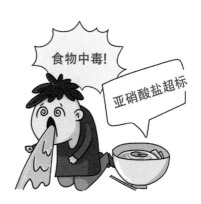

图 74　亚硝胺类化合物

我们身边有许多上班族会自带前一天晚上加工的饭菜，放到第二天中午再次加热食用的情况，表面上看这样做既方便又省钱。但不知不觉中，这其中一些看不见摸不着的潜在化学致癌物质，却有可能日复一日地暗自影响着我们的身体。

亚硝胺类化合物及其来源

在日常生活中，人们虽然可以通过加热隔夜饭菜来阻止或杀灭其中的某些细菌、病毒和寄生虫。但是对于食物中细菌释放的化学性毒素来说，加热就无能为力了。与新鲜蔬菜相比，闲置一夜的隔夜菜中亚硝酸盐含量会增加，这是因为空气中的微生物通过硝酸盐氧化还原酶可以让菜肴中的硝酸盐转化成亚硝酸盐。通常，亚硝酸盐主要存在于隔夜熟制的蔬菜中，而胺类主要存在于腌制肉制品和熏鱼中。这些前体物在人体胃酸环境中可与蛋白质代谢产生的胺类化合物作用形成亚硝胺类化合物。而后者常常是消化道肿瘤，包括食管、胃肠道及肝脏肿瘤强烈的致癌物，可通过使体内细胞 DNA 发生甲基化及核酸烷基化等作用致使基因突变，进而诱发肿瘤。

除了以上食物来源外，食品生产过程中添加的防腐剂，常见的烹调方式如油炸、煎制、烟熏等同样可使食物中的胺类化合物发生亚硝化作用产生亚硝胺。例如，熏肉尤其是培根经烹调后亚硝胺类化合物可达到 10~100 微克 / 千克，油炸和煎制可使干腌香肠中亚硝胺的含量增加 30%。另外，有调查显示，我国广东地区 2016 年市售腊肠总挥发性亚硝胺含量为 1.85~15.32 微克 / 千克。

亚硝胺类化合物的危害性

我国肿瘤登记中心发布的民众恶性肿瘤发病率报告显示，消化系统癌症居恶性肿瘤发病和死亡榜前列，特别是胃癌、肝癌的患病率居高不下，造成这一现象的原因与长期摄入含亚硝胺化合物类食物密不可分，特别是腌菜、烤肉和熏肉的摄入。

有学者对亚硝胺暴露与消化道肿瘤的相关性研究进行了荟萃分析。Ren 等搜集了东亚国家的人群研究，通过分析发现食用腌制食品可显著增加患胃癌的风险，喜食腌制食物较不常食用腌制食物的人群患胃癌的风险增加了近 50%，尤其是在中国和韩国。

预防及应对措施

因此，一方面，在食品生产加工方面，从源头上减少硝酸盐、亚硝酸盐的使用或寻求替代品将是减少其膳食暴露的有效途径。另外，对于我们自身而言，减少日常摄入亚硝酸盐或胺类物质的含量也非常重要，例如，在购买叶类蔬菜时，应尽量选择新鲜蔬菜，加工后蔬菜应放冷藏袋装储存并在 12 小时内食用。这类良好的日常习惯能有效预防亚硝胺的体内合成并降低因食物摄入而引起的消化道癌症风险，大幅提高人们的生活健康水平。

（戴维奇）

你还在吃生鱼片吗？

据史书记载，生鱼片作为中国古代的美食之一，吸引了一大批"吃货"的胃。在"吃货"眼里，嫩滑的鱼肉蘸着生抽，放点芥末，配点白酒，简直是极致的舌尖美味。美味固然美味，但是坊间流传的"病从口入"不无道理，一口生鱼片很可能让虫子神不知鬼不觉地"驻"进体内。

我们把因为食用生鲜或未经彻底高温处理的含有寄生虫病原体的食物，导致肝脏寄生虫感染的这一类疾病称为食源性寄生虫肝病。近年来，因为部分地区独特的饮食习惯和人们对新奇口味的追求，使得食源性肝寄生虫病成为新的公共卫生问题。

食源性寄生虫有哪几种？

（1）华支睾吸虫，又称肝吸虫，感染主要与吃淡水鱼虾有关。通常寄生在人体的肝胆管内。

（2）肝棘球蚴，又称肝包虫，感染主要来自被细粒棘球绦虫感染的犬科或者人污染的食物。

（3）肝片形吸虫，感染主要来自吞食了含有肝片形吸虫囊蚴的水或者水芹、野生莴苣等蔬果，或者生食牛、羊的肝脏。

（4）并殖吸虫，包括卫氏并殖吸虫和斯氏狸殖吸虫，感染主要与进食淡水蟹、蝲蛄有关。

做好消毒措施后可以吃鱼片吗？

我们所说的消毒是指用芥末或者白酒作为生鱼片的蘸料，但是这些措施基本上不能杀死生鱼片中的寄生虫，肝吸虫的幼体有保护自己的囊壁，生命力顽强。

无论是淡水鱼还是海鱼都有寄生虫，经研究检测，小黄鱼、白果子鱼、青砖鱼、带鱼等多种海鱼都有异尖线虫的感染。异尖线虫对胃肠和肝脏也有一定的破坏作用。

研究证明，无论家养和还是野生的鱼，都含有寄生虫。鲟鱼作为养殖数量最大、最广的冷水鱼之一，在其身上发现了白点病和钩介幼虫病的病原。

如何预防寄生虫肝病？

寄生虫吃进去后，其实一开始并没有症状。这是因为寄生虫在人体内要经过产卵、孵化、成长等阶段，整个过程比较漫长，肝吸虫的成虫在人体内的存活期可达 20~30 年。

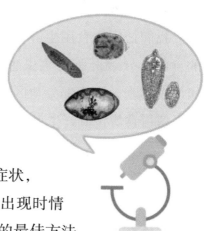

图75　寄生虫

由于许多寄生虫感染一开始没有症状，或者症状轻微，难以察觉，等到症状出现时情况一般比较严重。因此，预防寄生虫的最佳方法还是要避免"病从口入"。因此，在食用肉类或一些水生植物时，要尽量做到以下几点。

（1）煮熟、煮透，利用高温杀死寄生虫。

（2）不喝生水、脏水。

（3）养成砧板分类的习惯，使用不同的砧板处理不同食物，特别是生熟分开，防止交叉感染。

（4）有食用生肉或生的水生植物习惯的食客要做好周期检查，一年打虫 1~2 次。

（李煜）

得了炎症性肠病，在饮食上应该如何小心？

　　杨大妈是一名溃疡性结肠炎患者，病程几十年的她深受其苦，时不时就会腹泻，有的时候大便又是脓又是血的，还有时会觉得腹痛如绞。她的病情总是好好坏坏，不知怎么就加重了，来来回回医院也住了好几次。所以杨大妈在吃饭方面就格外焦虑，这也不敢吃，那也不敢吃。有同样烦恼的还有患有克罗恩病的朱先生。为了帮助他们缓解日常饮食焦虑，我们来讲讲消化道疾病患者的饮食。

　　炎症性肠病包括溃疡性结肠炎和克罗恩病，是一类慢性的消化系统疾病。溃疡性结肠炎主要累及结肠，而克罗恩病可以累及从食管到肛门的整条消化道。

　　根据对《中国炎症性肠病饮食管理专家建议》和《国际炎症性肠病研究组织饮食指南》的解读，我们把日常饮食归类为正餐、零食及饮品三个大类。

　　在正餐方面，首先是主食，在这里需要区分麸质蛋白过敏与否，麸质蛋白是小麦、大麦、黑麦中存在的一类蛋白质，其中的醇溶谷蛋白容易引起过敏。部分对其过敏者容易出现淡黄色恶臭油脂状腹泻，故过敏者需避免进食面食。而无过敏者可选择少渣的米汤、粥品及适量的面食。而后是蔬菜，在有明显腹痛、腹泻症状时，进食蔬菜会加重这些症状，故尽量不吃或少吃蔬菜；而在大便成形时还是可以适当进食蔬菜的。对于比较容易过敏的海鲜，尤其是生海鲜，炎症性肠病的朋友们就只能和它们说再见了。对于肉类的食用，溃疡性结肠炎患者应该减少进食猪、牛、羊肉及加工肉类，而克罗恩病患者则可以适当食用猪牛羊肉、鸡肉和鸡蛋。所有炎症性肠病患者都需要减少或避免食用油腻食物，需要选择清淡、容易消化的食物。

在零食方面，有明显腹痛腹泻的患者应该尽量避免吃水果，在大便正常时可以适当吃些水果，但最好去皮去籽，减少"渣"形成，同时需要细嚼慢咽；另外大便干结、有便秘、肠道狭窄或是有瘘管的患者应该减少苹果摄入。也有许多病友会咨询是否可以喝酸奶，缓解期是可以喝的，但是如果腹泻严重，就不能喝了。同时伴有糖尿病的患者需要选用无糖酸奶，而肠道狭窄的患者需要避免含有果粒、燕麦的酸奶，此外需避免空腹喝，保留酸奶作为蛋白质的营养价值。

在饮料的选择方面，首先是饮酒，所有炎症性肠病的患者都需要避免饮酒，保护肠道。对于这些年逐渐流行的咖啡，如病友饮用后出现腹胀、腹痛及腹泻等症状时，需要避免再次饮用，没有这些症状的病友可以根据自己的情况来选择和饮用，但是大家都需要注意，不要空腹喝，因会对胃肠道刺激比较严重。此外，在饮茶方面，如有明显腹痛腹泻的病友需要避免饮茶，缓解期的病友可以选择红茶、普洱等温和少刺激性的茶。

（李舒宇）

胃癌术后，如何建立正确"饮食观"？

"医生，网上说术后患者不能吃海鲜、公鸡等食物，有科学依据吗？"

"护士，我嘴巴干，什么时候能喝水、吃东西啊？"

"医生让我吃流质，那我可以喝粥吗？"

"护士，手术后能不能喝一点酒？出院回家后，我该吃些什么呢？"

……

在普外科病房中，几乎所有术后患者每天都会问："什么时候吃、能吃什么、怎么吃？"

俗话说，"人是铁，饭是钢"，拥有正确的"饮食观"对促进术后恢复有重要意义。那么，胃癌术后患者的日常饮食应有哪些调整？如何才能同时拥有营养与健康呢？

超八成胃癌术后患者存在营养不良

所有的肿瘤都会不同程度地干扰机体营养素的摄入和利用，造成营养不良。其中，胃癌是对营养状态影响最为严重的肿瘤，研究表明，胃癌患者中，营养不良的发病率约为87%，恶液质的发病率高达 65%~85%，均占所有肿瘤的第一位；与营养正常的患者相比，营养不良患者的并发症发生率更高，生存时间更短。

也就是说，营养不良将不可避免地造成患者组织修复能力减退，致使伤口长得慢、恢复差，甚至影响寿命。

导致胃癌患者营养不良的主要原因

1. 疾病所致的梗阻使患者食物摄入减少

在所有胃肠道手术中，胃大部分切除术并发症多，对营养与代谢的影响大，持续时间长，可造成铁、钙、维生素 A、维生素 B_{12}、维生素 D 吸收障碍。胃液丢失还可引起脂肪、蛋白质及碳水化合物吸收障碍。

化疗药物毒性还可引起吸收与消化障碍，如长期呕吐、胃口差等。

2. 胃手术后不遵从科学的饮食指导，陷入饮食误区

胃癌术后，患者的饮食应循序渐进，少量多次。每次更换饮食种类前后，应注意观察自己是否有腹胀、腹痛、恶心、呕吐等不适症状，若有任何不适，均应及时告知医护人员，以便后续饮食安排。

术后 3~4 天：患者肛门排气后，胃肠功能开始逐渐恢复。此阶段应遵医嘱试饮温水，少量多次饮用，每次 1~2 口。

术后 4~6 天：若患者饮水未感不适，则可开始流质饮食。流质饮食指呈液体状态的食物，比半流质饮食更易于吞咽和消化。常见的流质食物有米汤、菜汤、肉汤、鱼汤（忌油腻）等。开始流质饮食时，可先试饮 20 毫升左右，如无不适，可逐渐增加至 100~150 毫升 / 次，每日 6~7 餐，避免进食过快。如有不适，应及时通知医护人员。

术后 6 天 ~2 周：胃肠功能逐渐恢复，此阶段可进食半流质饮食。半流质介于软食和流质之间，比软食更容易咀嚼和消化。常见的半流质食物有粥、烂面条、小馄饨、鸡肉泥、鱼片、虾泥、菜泥等。半流质饮食仍应遵循少量多餐（每餐小半碗，每日 5~6 餐）的原则。进食后如无不适，可每餐逐渐加量，餐数逐渐减少。

术后 2 周~3 个月：可以逐步进食软食。软食比正常饮食更容易消化，特点是质地软，少渣、易咀嚼，是半流质向正常饮食过度的中间膳食。常见的软食有面条、饺子、馄饨、包子、馒头、猪肉、豆腐、番茄、菜心等。此阶段可逐步减为每日 4~5 餐，每餐的量逐渐增加 200~300g。

术后 3 个月~6 个月：患者可恢复正常的三餐饮食。一旦出现异常状况，如剧烈呕吐、突发持续腹痛等，应立即禁食，并及时就医。

3. 警惕术后"倾倒综合征"

倾倒综合征是每位胃癌患者均应了解且不可忽视的。

倾倒综合征指胃大部切除术后，原有控制胃排空的幽门窦、幽门括约肌及十二指肠球部解剖结构不复存在，导致胃排空过速而产生的一系列综合征。据进食后出现症状的时间分为早期与晚期两种类型：

（1）早期倾倒综合征。常发生于进食后半小时内，与餐后高渗性食物快速进入肠道引起肠道内分泌细胞大量分泌肠源性血管活性物质有关，患者可有恶心、呕吐、腹部绞痛、腹泻等消化道症状。

（2）晚期倾倒综合征。常发生于进餐后 2~4 小时，是由于胃排空过快，食物快速进入小肠刺激胰岛素大量分泌而引发的一系列神经循环系统症状，患者可有头晕、脸色苍白、出冷汗、脉搏细弱，甚至晕厥等表现。

倾倒综合征其实是可以预防的：胃手术后，患者应做到减缓进食速度，避免进食过稀、过甜、过咸的食物，减少就餐时饮水及流质食物的摄入量，并在餐后取坐位或卧位休息 10~20 分钟。

大多数患者经过半年至一年的胃肠道适应和饮食调节后，倾倒综合征便可消失。

（汪学非）

胃切除术后，还能吃饭吗？

2天前，60岁的老黄进行了全胃切除手术，尽管手术很成功，但老黄却闷闷不乐。原来，他听说自己的胃全被切除了，便以为日后再也不能进食，需要终身依靠输液维持生命，命不久矣。

常见的胃癌根治手术方式有近端胃切除术、远端胃切除术（也称胃大部分切除）、全胃切除术。胃切除术后的饮食问题颇受患者关注，亦存在许多认知误区。

问题一：胃切除术后，只能靠输液维持生命了吗？

手术后短期内，患者一般需禁食，以输液的形式补充电解质、葡萄糖等，以补充机体所需的营养物质。待消化道功能初步恢复，且无其他不适症状后，患者可少量多次饮水，并由稀到稠逐步恢复正常饮食。

问题二：胃切除后一吃东西就会头晕、恶心、腹痛？

除近端胃切除外，全胃或胃大部切除后，原来主导胃排空的远端胃、幽门括约肌等结构不复存在，食物可迅速进入肠道，患者易产生头晕、心慌、恶心、呕吐、腹胀、腹部绞痛、腹泻等症状，医学上称之为倾倒综合征。

通常，患者需借助合理的营养支持并调整饮食，度过这一特殊阶段。患者还需注意：细嚼慢咽、少量多餐；禁食过稠、过甜、过咸的食物；进食后采取坐位或卧位，休息 10~20 分钟后再活动，以预防倾倒综合征发生。

问题三：胃被切除了，如何消化、吸收食物？

胃的主要功能有以下几方面。

（1）初步消化，对食物进行研磨等预处理。

（2）贮存食物，食物可以在胃内停留 4~5 小时。

（3）分泌消化液和消化酶，促进食物的消化。

（4）防御功能，防止病原微生物入侵。

小肠（包括十二指肠、空肠和回肠）是食物消化、吸收的"主战场"。胃切除术后，虽然食物加工、储藏场所变小或消失，但并不影响小肠消化、吸收功能的正常发挥。不过，因小肠缺少容纳食物的足够空间，过多食物和水分在小肠局部堆积，可能会引起腹痛、恶心等不适。术后饮食需适当调整。

问题四：胃癌患者术后饮食有哪些要点？

患者应遵循细嚼慢咽、少食多餐、逐步过渡、营养均衡的原则。

细嚼慢咽：进餐时充分咀嚼，切勿大口吞咽。

少量多餐：术后进餐量与术前相同，分多次进食。半流质饮食宜每天 7~8 餐，软食宜每天 5~6 餐。

逐步过渡：由流质、半流质（术后 1~2 周）、软食（术后 2 周 ~3 个月），逐步恢复至正常饮食（术后 3~6 个月）。

营养均衡：主食以大米、面食为主，如粥、面条、面包、包子、花卷等；增加鱼、虾、蛋、肉等优质蛋白质的摄入量，如肉末、嫩肉丝、肉丸、鸭肉丝、鸡肉泥、鱼片、虾仁、虾球、鸡蛋羹等；术后1月内避免摄入过多含粗纤维的食物（如芹菜、玉米、红薯、杂粮等），可食菜泥、嫩菜叶、菜心等，1个月后可恢复正常。术后可正常食用水果汁、水果泥、香蕉等。

饮食禁忌：禁食烟酒、保健品以及难以消化的食物（如坚果、柿子、油炸食物、腌制食品等）。

（汪学非）

大肠癌术后的合理饮食

合理的脂肪摄入

实践证明，高脂肪膳食会促进肠道肿瘤的发生，尤其是多不饱和脂肪酸。它虽能降低血脂，但有促癌发生的作用。

胆固醇本身并不致癌，但与胆石酸反应，有促癌作用，说明胆石酸是促癌因素。

结肠肿瘤的患者，在一天的膳食中，包括食物本身的油脂量，加上烹调中用油，每日脂肪摄入量要 <50 克。

有人惧怕冠心病，严格控制动物脂肪摄入量，经常以植物油为主，甚至不吃动物油，这样会造成体内过氧化物过多。因为植物油中碳链不稳定、易氧化，可适当地吃些动物脂肪，保持进食结构合理。

选择合适的牛奶

市售牛奶有鲜牛奶和奶粉，鲜牛奶多为全脂牛奶，奶粉有全脂奶粉和脱脂奶粉。英国一份研究指出，牛奶中含有的维生素 A、维生素 C、钙等，具有抗癌作用。

维生素 A 能使人体鳞状细胞癌及其他细胞癌消退，并刺激人体抗肿瘤的免疫系统。维生素 C 能抑制内源性亚硝胺的合成，并抑制致癌化合物对人体组织细胞的影响；钙能改变结肠黏膜的增殖，降低结肠癌的发生。而牛奶中所含的脂肪则具有致癌作用。

全脂牛奶的脂肪含量为脱脂牛奶的 4 倍，常喝脱脂牛奶者可降低患口腔癌、结肠癌、膀胱癌、肺癌、乳腺癌、宫颈癌的危险性，从而预防癌症的发生。所以，结肠癌患者适用于脱脂牛奶。

膳食纤维不可少

结肠癌患者膳食中应注意多吃些膳食纤维丰富的蔬菜，如芹菜、韭菜、白菜、萝卜等绿叶蔬菜，膳食纤维丰富的蔬菜可刺激肠蠕动，增加排便次数，从粪便当中带走致癌及有毒物质。

但结肠癌向肠腔凸起，肠腔变窄时，就要控制膳食纤维的摄入，因为摄入过多的膳食纤维会造成肠梗阻。

此时应给予易消化、细软的半流食品，如小米粥、浓藕粉汤、粥、面条、玉米面粥、蛋羹、豆腐脑等，这些食品能够减少对肠道的刺激，较顺利地通过肠腔、防止肠梗阻的发生。

理想的食疗选择有以下几种。

（1）菱粥。带壳菱角 20 个，蜂蜜 1 匙，糯米适量。将菱角洗净捣碎，放瓦罐内加水先煮成半糊状。再放入适量糯米煮粥，粥熟时加蜂蜜调味服食。经常服食，具有益胃润肠作用。

（2）藕汁郁李仁蛋。郁李仁 8 克，鸡蛋 1 只，藕汁适量。将郁李仁与藕汁调匀，装入鸡蛋内，湿纸封口，蒸熟即可。每日 2 次，每次 1 剂，具有活血、止血、凉血作用，大便有出血者可选用。

（3）茯苓蛋壳散。茯苓 30 克，鸡蛋壳 9 克。将茯苓和鸡蛋壳焙干研成末即成。每日 2 次，每次 1 剂，用开水送下，此药膳具有疏肝理气作用，腹痛、腹胀明显者可选用，另外还可选用莱菔子粥。

（胡健卫）